内痔核治療の変遷と英国 St.Mark's 病院

*Changes of internal hemorrhoids treatment and
St. Mark's Hospital
in London, United Kingdom*

石川　博文
Hirofumi Ishikawa

Chijinsha

推薦のことば

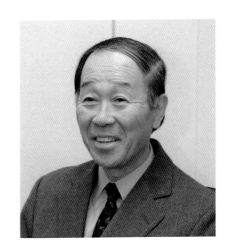

がん研有明病院　名誉院長
武藤徹一郎

　"St. Mark's Hospital"（以下 SMH と略す）多くの Coloproctologist にとって、この名は憧れと敬愛の象徴と言ってもよいだろう。かく言う私も1970年に初めて SMH を訪れて約1年半滞在する間、感激と興奮の連続であった。なにしろ教科書に出てくる有名な医師たち、主として外科医に連日のように会うことが出来たのだから。Dukes, Morson, Gabriel, Milligan, Morgan, Parks, Lloyd-Davies, etc. いずれも当時は世界中に知られた著名な病理学者および Coloproctologist であった。SMH を訪問する医師は年間600人を超え、全世界の Coloproctologist の中で SMH を訪れたことがない人はいないと言ってもよい時代であった。

　欧米においても痔疾患を扱う医師はごく限られた医師の集団で "pile doctor" と呼ばれて評価は必ずしも高くはなかったのであるが、SMH の創始者 Salmon をはじめとする SMH の医師たちは、痔疾患を科学的に取り扱うことで医学的に貢献し、SMH が痔疾患のメッカと呼ばれるようになったのである。その後、痔疾患のみならず大腸癌の分類、大腸癌の組織発生、潰瘍性大腸炎・クローン病などの炎症性腸疾患、大腸腺腫症の治療などに関する数多くの研究成果が報告され、Coloproctology の中心的存在となったのはご承知のとおりである。私が留学した時はちょうどその最盛期とも言える時代であり、短期間の間に多くの事を学ぶことができたのは幸いであった。サッチャー政権時代の医療費節減政策のあおりを受けて、SMH は一時消滅の危機に瀕したが、何とか危機を乗り切って今も存続している。さまざまな経緯を経て、SMH は London の中心部（city road）から郊外の Northwick Park Hospital の一隅に移転した。総合病院の一部に SMH が存在するという変わった構成で、SMH の独立性は保たれて以前同様に活動している。私のいた時代からスタッフは二世代も変わってしまっている。SMH が果たしていた Coloproctology における輝かしい中心的役割は、もはやほとんどなくなったと言ってよい。SMH のお蔭で世界の Coloproctology は確実にレベルアップした。しかし、新しいスタッフは英国流の工夫をこらして、この分野における世界の新しいリーダシップを担うべく努力している。毎年 SMH で開かれている St. Mark's Association Day の Scientific Meeting におけるプログラムを見ると、その意気を感じることができる。SMH を愛する SMH Association のメンバーとして、遠くから声援を送りたい気持ちである。

本著者の石川博文氏は、私が接したSMHの医師たちの一世代後の医師たち（Northover, Nicholls, etc.）に接して、SMHファンになったのだと推察される。SMHが好きになる要因は多々あるが、医師のみならず職員のほとんど全員がSMHを誇りに思い愛していること、visitorに優しく接してくれること、医学的に何か新しい事を常に発信していること等々、小さな組織にもかかわらず日本の病院からは得難いことが体験できるためではないかと思う。おそらくは石川氏も同じように感じているからこそ、何度もSMHを訪れたのではあるまいか。Northover, Nichollsらに代表される時代の若いリーダーたち（今はすでにリタイアしている）も前世代のビッグスターたちとは異なった魅力に溢れた人たちであり、会えば啓発されることが多かった。石川氏が彼らに魅せられた結果、SMHの歴史に興味を持つに至ったことは、我々にとって誠に幸せなことであった。そのおかげでこのような名著が生まれたのであるから。

　前置きが長くなったが、本書の紹介をしたいと思う。SMHの歴史に興味を持てばProctologyの歴史に興味が移るのは当然の流れであろう。著者はエジプト、メソポタミア、ギリシャ、ローマの古代のProctology、次いでイスラム、ウズベキスタン、イタリア、フランス、イギリスにおける中世のProctology、さらにルネッサンスから近世に輩出したParé, Stahl, Morgagniら巨匠の内痔核に対する認識について詳しく記載している。Proctology（主として内痔核）についてこれほど幅広く詳細に記載された書を私は知らない。さらに範囲を広げてProctologyのみならず、各時代における医学の発展についても記載されており、立派な医学史の紹介になっていることも特筆されることである。

　Proctologyの歴史のみならず古代から近世に至る医学の歴史が理解できるのも本書の特色と言ってよい。また、番外編としてドイツとの関連が記載されており、大変興味深く参考になる。本書には合計97枚の図が提示されているが、その内容の広さと珍しさとは驚嘆の一語に尽きる。よくもここまで集めたものと敬服する。Coloproctologistにとっては写真を眺めるだけでも興味が尽きないだろう。そして最後の極め付きは207という文献の数と幅の広さである。1980年代の文献も少なくないが、最も古いのは1664年である。よくもこんなに広範な文献を集め、そして全てに目を通したこと（本人に確認した）はこれまた驚嘆の一語に尽きる。Proctologyに関してこれだけ広範な文献を集めた人はいないのではあるまいか。本書は医学史的にも大きな功績を残したと思う。本書を通覧して、著者がいかにSMHそしてProctologyに傾倒し深く愛したかを想い、胸が熱くなった。著者の情熱なくしては生まれなかったであろう本書からの感動を、ぜひ多くの方々にも味わっていただきたいと思う。本書はColoproctologistにとって必読の書である。

序　文 ― 承前啓後

過去を記憶しえない人々はその過去を再び経験することになる
　　　― George Santayana（1863-1952）

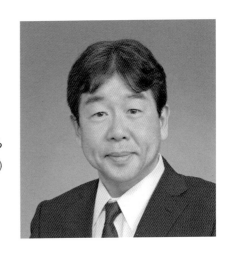

奈良県総合医療センター
石川　博文

　私が学生時代に出会い、外科医を志す大きなきっかけになった「クリストファー外科学」の「第1章　外科学の発展」はこの一文から始まりました。

　本書は近畿肛門疾患懇談会の会誌"臨床肛門病学"に「内痔核の治療の変遷と英国St.Mark's病院」と題して、2012年2月（Vol.3 No.2）から2016年11月（Vol.8 No.2）までの6年間にわたり掲載された本編7編、番外編2編に若干の修正を加えたものです。

　私は、内痔核の外科治療では高名な英国St.Mark's病院に、1999年1月から2年間、長期留学していました。そんな私に白羽の矢が立ち、臨床肛門病学の編集委員の黒川彰夫先生、稲次直樹先生からこのシリーズの執筆を依頼されることになりました。

　肛門は、眼、皮膚についで体表に近い臓器であるため、肛門疾患は人類開闢以来からの関心事の一つでした。医学が呪術的であり、神や信仰や占星術の影響を受けていた時代から内痔核は治療されており、古くは古代エジプトのパピルスにも記載されています。今でも日本の外科医は、アッペ（虫垂炎）、ヘモ（肛門、痔）、ヘルニア（脱腸）からメスを握る修行が始まります。

　本誌の目的は、古代から現代に至るまでの内痔核の治療において、なぜその治療が登場したのか、そしてその治療がどう変わっていったのかの変遷を纏めることでした。

　まず医学の最も大きな命題の一つに、病気の原因は何か、があります。古代からの「四体液説」（4種類の体液のバランスの崩れが病気の原因である）は、ローマ時代にGlenusによって「体液病理学」として集大成されました。それは千年以上の時を経て、ルネッサンス以降にVesaliusの解剖図譜、Harveyの循環理論とMorgagniの病巣局在論が3つの礎となり終焉を迎え、現在の「細胞病理学」に至りました。

　内痔核の大きな流れとしても病因論の変化が挙げられます。古代ギリシャのHippocratesは、内痔核の出血が他の病気を防ぐ体液のバランスをとるための自然現象であり健康な出血で

ある、そのためすべてを止血しなくてもよいと信じていました。この「四体液説」時代から始まった「静脈瘤説」は、修正を受けながら「細胞病理学」の現在でも生き続けています。しかし、現在では1975年にThomsonが提唱した「肛門上皮滑脱説」（加齢と便秘のために支持組織が緩む）が、「静脈瘤説」より優勢であると考えられています。

　世界最初の肛門専門病院である英国St.Mark's病院は、1835年にFrederick Salmonによって設立されました。無床の診療所からのスタートでしたが、Salmon以降は同病院を中心に外科治療が興隆しました。手術手技の変遷においては、まず麻酔の導入が外科医のメスを揮える裁量を広げ、ついで解剖と生理の知識が少しずつ術式に修正を加えました。我々の時代に講義を受けたLangenbeck法（焼ごてで切除）、Braatz法（挟んで切った後を縫合）、Whitehead法（肛門上皮を全周切除）、Milligan-Morgan法（現在でも標準）は静脈瘤を切除する手術であり、「肛門上皮滑脱説」以降は吊り上げる効果を期待する新しい治療法が加わることになりました。

　この総説の執筆の方針として、1．わかりやすい文章で、2．貢献した医師たちの写真を威厳と風格を示すために載せること、を目標にしました。内痔核だけでなく、外科学、医学、世界史の潮流も少し含んだ内容になりました。本編7編終了後、予期せぬ余波が生じました。言うまでもなく、日本医学の源流は明治初頭に東京大学に導入されたドイツ医学です。Braatz法で知られるBraatzの写真を諦めないで探したことがきっかけとなり、本家のベルリン医学協会から、ドイツから伝わったLangenbeck法とBraatz法の意義について講演の誉れを賜り、日本とドイツとの絆について報告しました（Ⅷドイツ番外編）。

　推薦のことばを賜った武藤徹一郎先生は、St.Mark's病院へ留学した脈々と繋がる日本人外科医の草分けであり、同病院で世界に冠たるAdenoma-carcinoma sequenceを発見されました。と同時にMüller、Schultz、Scribaという3人の教授から連綿と続くドイツ医学直系の東京大学医学部外科学教授であられました。まさに日本、St.Mark's病院とドイツ医学の3極の中心におられます。身に余る光栄で、ここに改めて深甚の感謝を表します。

　また、本書ではWellcome Libraryをはじめ国内外の多くの図書館、博物館、出版社ならびに先生方のご好意により貴重な資料の使用を許可していただきました。とりわけタイトルにもなっているSt.Mark's病院からは資料の提供だけでなく、要所でRobin Phillps先生から貴重なコメントをいただくことができました。本書の誕生はこれら各位からのご協力の賜物であり、ここに改めて深甚の謝意を表します。本書が過去の内痔核治療の進歩を踏まえ、今後この分野の発展に寄与できれば望外の幸いです。

　最後になりましたが、この総説9編のご高閲をいただき、出版に際し快く版権をお譲りいただいた近畿肛門疾患懇談会に謝意を表します。英国St.Mark's病院留学から今日に至ることができたのは、奈良県立医科大学消化器総合外科学教室同門と国内外の多くの先生方ならびに奈良県総合医療センターのすべての関係者のお力と心から感謝しております。そして最後に、直接出版をご快諾いただいた知人社に厚くお礼申し上げます。

Contents

推薦のことば　　　　　　　　　　　武藤徹一郎　iii

序　文—承前啓後　　　　　　　　　石川　博文　v

内痔核治療の変遷と英国 St. Mark's 病院　　　　　*1*

  Ⅰ —— *1*　 Ⅱ —— *6*　 Ⅲ —— *13*
  Ⅳ —— *20*　Ⅴ —— *27*　Ⅵ —— *34*
  Ⅶ —— *44*　Ⅷ —— *55*　Ⅸ —— *64*
  索引 —— *71*

内痔核治療の変遷と英国 St. Mark's 病院（Ⅰ）

石川　博文

奈良県立奈良病院　外科・中央手術部

　近年腹腔鏡下手術が盛んになり、遠隔操作のダビンチ手術まで登場しましたが、医療における最古の専門職であり、外科医として最後まで現役でメスを握る機会があるのは、Proctologist です。とくに今後内痔核の治療は、静脈瘤説と sliding cushion 説を基に、手術療法、ALTA 療法、PPH 療法、さらに HAL-RAR（Hemorrhoidal artery ligation-Recto Anal Repair）法も加わりつつあり、多彩な展開が予想されます。学会や研究会の活動をみても、Proctology が再び隆盛に向かいつつあることが、ひしひしと感じられます。

　私は1999年から2年間、英国 St. Mark's 病院の病理学教室 Academic Department of Pathology に留学する機会に恵まれました。留学までのいきさつですが、1997年春、リスボンでの国際学会の折、東京大学の武藤徹一郎教授にご紹介いただき、ロンドンの同病院を見学したことがきっかけでした。同門の健生会奈良大腸肛門病センターの稲次直樹先生から大腸肛門外科における St. Mark's 病院の意義について教えていただき、当時の奈良県立医科大学第一外科中野博重教授以下、教室員のご支援のもと、英国ヒースロー空港に降り立ったときは感慨深いものがありました。帰国後も2005年まで Visiting Research Fellow として処遇していただき、通算7年間の長きにわたりお世話になりました。日本の外科医が減少し、留学できる機会も少なくなった現在、私が外科医として St. Mark's 病院の最終ランナーの1人になるのでは、と少し危惧を抱いております。

　この度、内痔核治療の変遷と英国 St.Mark's 病院の関わりについて、述べさせていただくことになりました。連載の機会を与えていただきました編集委員の方々に心より感謝します。

　なお、過去の事象については知られていないことや、判断が分かれることがあります。何かお気づきの点がありましたら、ご一報をお願いします。

序章　英国 St. Mark's 病院について

1．St. Mark's 病院の意義

　大腸肛門専門病院の起源は Frederick Salmon（1796-1868、図1）が1835年に開設した英国 St. Mark's 病院です。ロンドンの中心街から1995年に

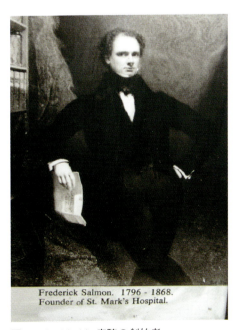

図1　St. Mark's 病院の創始者
　　　Frederick Salmon（St. Mark's 病院）

（連絡先）石川　博文
　　　　〒631-0846　奈良市平松1-30-1　奈良県立奈良病院　外科・中央手術部
　　　　TEL.0742-46-6001

現在のNorthwick Parkに移転しました（図2）。ご存知のように、St. Mark's病院はこれまで外科の教科書に名の残る幾多の高名な医師を輩出してきました。痔瘻の法則のGoodsall、内痔核分類のGoligher、痔核手術のMilliganとMorgan、大腸癌ステージ分類のDukes、痔瘻の分類、肛門鏡と回腸肛門吻合のParks、Adenoma-carcinoma sequenceのMorsonはとくに有名です。彼らの写真は病院の研究棟のエントランス等に飾られています（図3）。腹会陰式直腸切断術を発表する前に、Milesも一時期在籍していました。St. Mark's病院は日本の大腸肛門外科医にとっていまだに聖地といっても過言ではなく、略歴紹介では必ず付け加えられています。過去に学会誌での報告もあります[1,2]。

ところで、St. Markとはキリストの使徒の1人、聖マルコMarcoを意味します。有翼のライオンはそのシンボルです。St. Markはイタリア語ではSan Marcoで、ベネツィアのサンマルコ広場Pizza San Marcoでは多種多様の有翼のライオンを観ることができます（図4）。

2. Frederick SalmonによるSt. Mark's病院開設までのいきさつ

Frederick Salmonの生い立ちについてはLindsay Granshawの著、St. Mark's Hospital, London（1985年）に詳しく書かれています[3]。1796年、ロンドンの西方、Bathで9人兄弟の6番目として生まれ、父の勧めで外科医の道を歩みました。18世紀後半から19世紀初頭までの医学教育では、内科医になるにはオックスフォード、ケンブリッジ大学などの大卒が原則でしたが、外科医になるには徒弟制度Apprenticeshipでした。Frederick Salmonも15歳から地元の有力な外科医―薬種商Surgeon-Apothecary（現在の家庭医　General Practitionerの原型）と7年間の契約の下、指導を受け、修練を開始しました。そして、1817年にまずApothecaryの資格を取り、1818年に王立外科医師会Royal College of Surgeonsに入会し、外科医となりました。この時の実習は当時のロンドンの2大病院の一つ、St. Bartholomew病院で受けました。余談になりますが、St. Bartholomew病院は"シャーロックホームズ"にも登場し、ここの化学室はシャーロックホームズがワトソンと初めて出会う舞台となったことで知られています（緋色の研究）。もう一つの大病院とはSt. Thomas病院のことで、Nightingelで有名です。どちらも発祥は中世の修道院です。Frederick Salmonが外科医になった当時は、内科医は紳士Gentleman、外科医は職人Craftsmanという意識がまだ残っていました。高学歴のエリートコースを経たわけではなく、縁故や有力な友人があるでもなく、希望する大病院の外科常勤医のポストは得られませんでした。いくら実力主義を主張しても認められず、大志をもって1835年にSt. Mark's病院（正確には、その前身）を開設しました。

当時の社会的背景として、1830年ごろには英国では産業革命がほぼ完成し、労働者階級が成立して貧富の差が拡大していました。裕福な者は自宅に医師を呼んで治療を受け、貧しい者は診療所で治療を受けました。診療所の収入源は裕福な者の寄付でした。この時期はいろいろな分野の専門病院ができましたが、大きくなるには強力な支援（パトロン）が必要でした。St. Mark's病院も前身は、Infirmary for the Relief of the Poor afflicted with Fistula and other Diseases of the Rectumと貧しい者のための療養所で0床からのスタートでしたが、ロンドン市長の支援もあり、後に移転増築されました。1854年、4月25日のSt. Mark's DayにSt. Mark's病院として正式に開院しました。有名な作家のCharles DickensはFrederick Salmonの患者でした。当時の社会の雰囲気については、Dickens原作の映画「オリバーツイスト」が参考になります。また診療所、病院ができたことで、正式な教育を受けていない床屋外科医Barber surgeon（図5）や巡回痔治療医Traveling pile doctorによる治療は終焉しました。こういう歴史の大きいうねりのなか、St. Mark's病院が誕生したのでした。

3. St. Mark's病院での治療

Frederick Salmonは1820年代後半から直腸肛門疾患を得意としました。当時の内痔核に対する治療は、小さいものにはシンプルな結紮、大きいものには基部に糸を通して上下に半分ずつ結紮（double ligature）をするかで、切除は危険とされていました[4]。しかし、基部が深く十分に結べなかったり、皮膚を巻き込む例があったため、Frederick Salmon

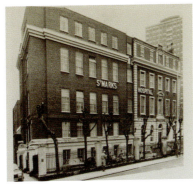
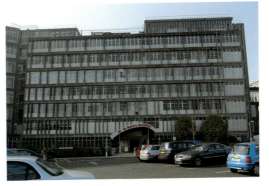

図2　新旧のSt. Mark's病院
（左）1920年 City road の旧病院
（右）1995年に移転した Northwick Park の新病院玄関

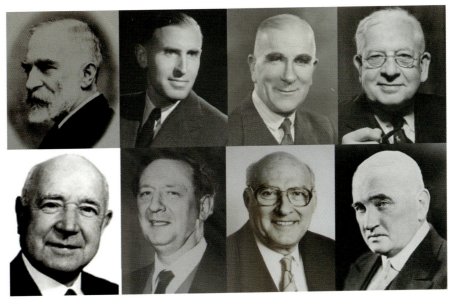

図3　St. Mark's病院の医師たち
（St. Mark's病院）　　　　　　　　　　　　　　　　　　　　　　　（　）内は在職期間を示す。
上段左から David Henry Goodsall（1871-1903）、John Cedric Goligher（1946-1954）、Edward Thomas Campbell Milligan（1925-1952）、Clifford Naunton Morgan（1930-1966）
下段左から Cuthbert Esquire Dukes（1922-1955）、Alan Guyatt Parks（1955-1982）、Basil Clifford Morson（1956-1986）、そして William Ernest Miles（1895-1896）。

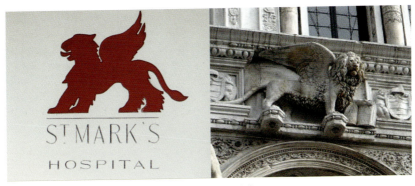

図4　有翼のライオン
（左）St. Mark's病院のシンボル　（右）Venezia の有翼のライオン

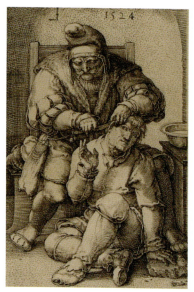

図5 Barber surgeon と農夫
（1524年 Lucas van Leyden 作、The Amsterdam Museum）

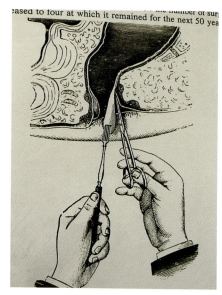

図6 Frederick Salmon の手術
（St. Mark's 病院）

は1836年ごろから、結紮と切除を組み合わせた手術を行いました。図6は後年、門下の William Allingham が描いたものです[5]。フックで内痔核を引っ掛けて脱出させ、歯状線から頭側に向かうラインで鋭的に切離し、頭側からの血管ごと根部で結紮する方法で、高位結紮法と呼ばれます（術後出血のチェックのため、切除はせず）。結紮には wax を染み込ませた絹糸が使用されていました。そして創部は当日は綿花やウール、翌日からパンの湿布 bread poultice で処置され、清潔に保たれました[5]。当時は麻酔も抗生剤もなかったため、この術式は疼痛が強く、創が大きく狭窄傾向があると批判されました。そのため一時的に切除焼灼法（Cusack 1846年、Langenbeck 1870年）、環状切除法（Whitehead 1882年）、切除縫合法（Mitchell 1903年、Braatz 1908年）等が試みられた時期がありました。しかし、St. Mark's 病院では結紮切除法の研究が連綿と続けられ、Milligan と Morgan が外科的解剖を明らかにした開放式

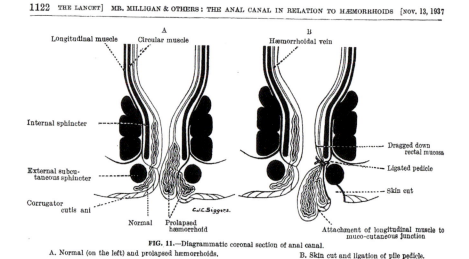

図7 Milligan-Morgan の手術
（ETC Milligan, CN Morgan. Lancet 13；1119-1124, 1937から引用）

結紮切除法（1935年）を Lancet に発表し（**図7**）、以後はほぼこの術式に収束しました。Milligan-Morgan 法は低位結紮切除法と呼ばれます。

結　び

本連載の開始にあたり、St. Mark's 病院の創始者 Frederick Salmon の生い立ちから、St. Mark's 病院開設までのいきさつ、そして Milligan-Morgan 法までの結紮切除法について概述しました。St. Mark's 病院と個々の伝記については、後日改めて述べさせていただきたく存じます。次回からは、古代から現在までの内痔核治療の変遷について、関連する医学および歴史的事項を含めて連載を開始する予定です。

文　献

1 ）渡辺　祥：St. Mark 病院　見聞記．日本大腸肛門病会誌　20：139-145, 1967.
2 ）大腸肛門病懇談会：St. Mark's Hospital の経験．日本大腸肛門病会誌　22：33-36, 55, 1970.
3 ）Granshaw L：St. Mark's Hospital, London. chap. II p 7 -15, chap. III p16-28, King Edward's Hospital Fund for London. London, 1985.
4 ）Cooper A : Lecture XXXIV Treatment of piles and haemorrhoids. Principles and practice of surgery: Founded on the most extensive hospital and private practice during a period of nearly fifty years, p427-432, Cox, London, 1836.
5 ）Allingham W : Chapter V Operation upon heamorrhoids. Fistula, Haemorrhoids, Painful ulcer, Stricture, Prolapse and Other Disease of the Rectum : Their diagnosis and Treatment, p89-91, J and A Churchill, London, 1871.

臨床肛門病学　4：6－12，2012

総　説

内痔核治療の変遷と英国 St. Mark's 病院（Ⅱ）

石川 博文
奈良県立奈良病院 外科・中央手術部

Edward Thomas Campbell Milligan について

前回の「序章　St. Mark's 病院」で最も多かったお問い合わせは、Milligan　についてでした。「Colon and Rectal Surgery」第 3 版（Lippincott Williams & Wilkins、1993年）での彼の写真が間違っていたためです。写真を再度掲載し（図 1）、この機会に伝記を少し紹介します[1]。Milligan は1886年オーストラリア生まれで、Melbourne 大学で医学を修めました。解剖に基づいた鮮やかな Milligan & Morgan の手術はもちろん有名ですが、1914年渡英前の従軍時、抗生剤のなかった当時に創部を debridement することにより、ガス壊疽や敗血症を防ぐという不朽の業績を残しています[2]。スキーはスラロームの Gold Medalist で、テニスは Wimbledon 級という腕前でした。来客の絶えない Harley Street（有名な開業医通り）の自宅は、第二のオーストラリア大使館と称されました。この伝記のタイトルは「ETC Milligan–A GREAT AUSTRALIAN」です。

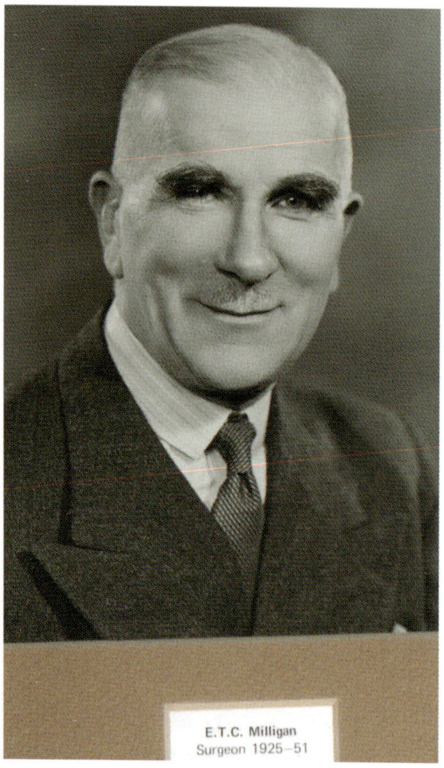

図 1　Edward Thomas Campbell Milligan
（St. Mark's Hospital の好意による）

内痔核の治療の歴史

ここから古来から現在までの内痔核の治療の歴史について、必要な関連する歴史を含めて概略します。ただ時間的差異が大きいこと、また言語学的にも障壁が大きいため、一部先達の先生方の引用となることをお許しください。

まず痔核 “hemorrhoid” の語源は、ギリシャ語の haema（blood）と rhoos（flowing）から由来しており “血が流れる” という意味で、Hippocrates が最初に用いたとされています。中世では一時的に hemorrhoid という言葉の代わりに、Curse（呪い）of St. Fiacre が用いられました。St. Fiacre は庭師の守護聖人ですが、自身が有痛性の痔になり、石の上に座って祈ると奇跡的に治癒した話に由来します。霊験あらたかなその石には痔の跡が残っており、毎年多くの巡礼者が訪れます[3]。また “piles” はラテン語の pila（ball）に由来し、腫脹した状態

（連絡先）石川　博文
〒631-0846　奈良市平松1-30-1　奈良県立奈良病院外科・中央手術部
TEL.0742-46-6001

から名付けられており、英国外科の始祖 John of Arderne（1309-1390）の時代から英国でよく用いられるようになりました。日本語の"痔"は死んで寺に行くという意味からではなく、この寺は峙つ（そばだつ）、つまりじっとしている意味で、肛門付近にとどまるという意味で痔という漢字になりました[4]。

1. 古 代

古代では病気の原因が分かっていなかったため、医学は呪術的で程度の差はあれ、どの文明でも占星術、宗教、神々の影響を受けていました。肛門疾患は体表近くで症状が出やすいため、人類開闢以来の関心事の1つだったと思われます。

今回はヨーロッパを中心に概述します。

＜エジプト＞

古代エジプトでは BC30世紀ころから記録にパピルスが用いられていました。医学パピルスとしては Kahun、Ebers、Edwin Smiss、Chester Beatty、Hearst、Berlin、London 等の名称のパピルスがあり、すべて BC16世紀に書かれたものです[5]。The Ebers Papyrus エーベルス パピルス（**図2**）は世界最古の医学書（百科事典）といわれ、110ページ、20mの巻物に BC3000-1600ころまでの内容のエジプト医学が記載されています。800以上の処方とともに33の肛門疾患の記載があります[6]。また The Chester Beatty Papyrus は直腸肛門に特化したパピルスで、両パピルスを読み合わせると、内痔核、血栓、脱肛等の肛門疾患の詳細な診断と治療がなされていたことが分かります[7,8]。治療例として、内痔核には牛脂と acacia（タンニン酸の効果）を混ぜて湿布する、脱肛には塩、油と蜂蜜を混ぜて4日間使用（塗る）する、bayberry（ヤマモモの一種）の樹皮と葉は肛門に塗ると腫脹と痛みを和らげる、等という記載があります[8,9]。The Ebers Papyrus の処方で他に注目されたのは、抗生物質の効果が示唆されるかびの生えたパンやビール、トキが直腸にくちばしを入れるのにヒントを得たとされる浣腸と坐薬について記載されていたことでした[6,10,11]。

この古代エジプトでは医師は専門化しており、肛門の薬物投与の専門医が存在していました。またヘリオポリスの墓石からは、BC2500ころ Iry という王様の直腸の番人がいたことが判明しています[12,13]。直腸肛門に特化したパピルスの存在等も考え合わせると、医療の始まりから Proctologist が活躍していたことが分かります。

＜メソポタミア＞

世界最古の医書は、メソポタミアのシュメール人 Sumer の遺跡から発見された粘土板で、楔形文字で書かれています（**図3**）。これはウル第三王朝（BC2156-2008）の形式を備えており、エジプトのパピルスより古いと考えられています[14]。

粘土板は重くて溶けやすいため残存するものは多くありませんが、閃緑岩の石柱に刻まれた The code of Hummurabi ハンムラビ法典（推定紀元前1750年、**図4**）は、現存する最古の完全な法体系の1つであり、現在ルーブル美術館に保管されています。罪刑法定主義、公平性、弱者救済で知られます。全邦文訳は Web でのみ閲覧可能です[15]。全282の条文の中で、第221条、もし医師が人の折れた骨を治療し、あるいは痛む腫れ物を治療したときは、傷の主は医師に銀5シクルを与える、という文があり、これが痔等の治療に支払われた対価だと解釈されています。この法典が厳密に適応されたかは別として、内科医は僧侶の仕事で、僧侶は神に対して責任を負っていたため法は内科医を束縛せず、平民でもなれた外科医に対しては不成功に終わった場合に厳格な罰を与えたと考えられています[6,16]。ちなみにこ

図2　The Ebers Papyrus（National Library of Medicine USA, Public domain）

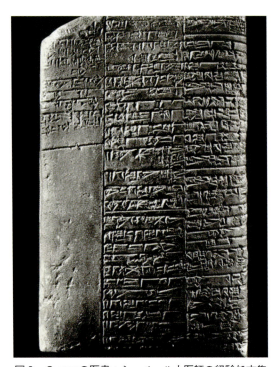

図3　Sumerの医書：シュメール人医師の経験処方集
シュメールは、人類最初の高度に発展した、医術をもつ最古の文明でした。楔形文字でさまざまな事柄を記録し、暦を作り、天文学や60進法の数学の高い知識がありました。医学においてもレベルが高く、科学的でした。続くメソポタミア文明では、天文学と占星術の知識が重視されました。医師たちは植物、鉱物、動物性の薬を調合し、錠剤、散剤、浣腸剤や軟膏の形で投与しました。（Philadelphia University Museum, 写真提供 栗本秀彦 "MEDICINE: An Illustrated History；Boehringer Ingelheim"）

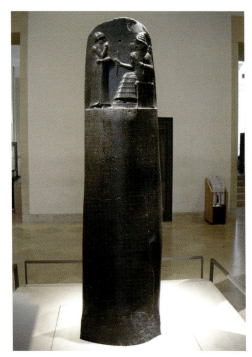

図4　ハンムラビ法典　The code of Hummurabi（Louvre Museum, attributed by Sailko under the Creative Commons）

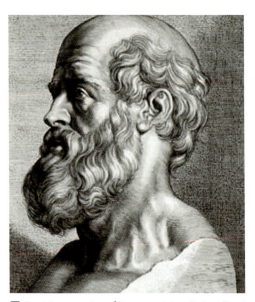

図5　Hippocrates（Engraved by Peter Paul Rubens, National Library of Medicine, Public domain）

の銀5シクルの価値には諸説あり、最高で中程度の住宅の1年間の賃貸料に相当したとされています[17]。

＜ギリシャ―ローマ＞

現代につながるのは古代ギリシャ医学であり、後世に医聖と崇拝されるHippocratesが小アジア（トルコのアナトリア半島）、コス島に現れました（B.C. 460-375、図5）。Hippocratesはギリシャ神話に登場する医神Asklepiosから数えて14代目の末裔とされます（Asklepiosの父は神Apollo）。Hippocratesは哲学者Empedoclesの四元素説（万物の根源は空気、水、火、土）を体液に応用し、四体液説（血液、粘液、黄胆汁、黒胆汁）を唱えました（体液病理説）。四体液はインドの体液説に源があると考えられています。体液病理説は現代の解剖に基づいた固体病理学と異なり、吐物、尿、便、汗等の主として体液の排泄物の観察に基づいたものでした。病因をこれらのバランスの崩れに基づいて合理的に解釈するよう努めました。四体液の異常は気候的変化、食餌の異常、大気の乱れなどによって起こるものであり、これらを正常に維持することが治癒につながると教え、自然の治癒力を重視しました。Hippocratesは患者を客観的に観察すること（カルテをつける）で、医学を哲学や呪術から分離しました。どこまでが真筆かの議論は別にして、Hippocrates全集には約60の論文があり、うち第43編が痔核、第44編が痔瘻について記載されています。痔核の病因については、胆汁あるいは粘液が肛門にある血管に滞積することで小血管の中に含まれる血液が温められて腫瘤となり、多くは便とともに出血すると考え、静脈瘤説の緒となっています。

「ヒポクラテス全集」（名著刊行会）から内痔核の治療法の序を引用します[18]。

「..........本疾患の治療は次の如くにせねばならぬ。第一に如何なる場所に痔核があるかを知る事である。吾人は肛門を切開する事もできる。之を切り取ることも出来る。之に縫合を施し、又烙鉄を以て焼灼することも出来る。之を結紮して其の一部を脱落せしむることも出来るものである。是等の処置が何等の障害をも惹起せずに成功することは困難である。..........」

治療手技として、切開、切除、縫合、焼灼そして結紮とすべてが網羅されています。後の処置については、切除後に銅器に受けた尿から緑青をつくって塗布する、葡萄酒で消毒する、保存的治療では明礬と烏賊の背殻、没食子酸、蜂蜜等で作った坐剤を用いる、等の方法が詳細に書かれています。直腸鏡やゾンデによる診察についても書かれています。ここでは焼灼について、直接患部を徹底的に乾くまで行う手技について述べています。しかし、これとは別に箴言では、複数の痔核の切除後でも安全のため1つは放置しておくことを勧めています[19,20]。これは体液病理説から、この出血が他の病気を防ぐ体液のバランスをとるための自然現象であり、健康な出血であるとも信じていたためでした。この発想は後のGalenus、Avicenna（次回登場、イスラムの大学者）らにも引き継がれ18世紀まで続きました。また全集からの焼灼術の分析では、病変の患部に行う場合と患部以外に行う場合（3～40ヵ所）があったと報告されています[21]。患部以外ということは、病気を全身疾患の一部とみなしていたということで、後の西洋医学全般に通じるものです。Hippocratesの時代では体液のバランスの崩れを改善するため、瀉血も行われるようになりました。

Hippocratesの死後にギリシャは衰退しますが、マケドニア（ギリシャ北部）のアレキサンダー大王が東方遠征し（BC334-323）文明圏を広げ、ヘレニズム文化が誕生しました。

BC146年ギリシャはローマに侵略され、その後両文明は融合しました。ローマのCelsusは、医学全書De Medicinaを著し、炎症の四徴候で名を残しています。内痔核については、亜麻紐による痔核結紮を報告しました[22]。

AD79年ベスビオス火山の爆発でポンペイが埋没、その跡からCelsusが記述したとおりの直腸鉗子が出土しました（図6）。

Hippocratesから500年が経過し、イタリアのローマにGalenusが現れました（AD130-198、図7）。父Niconから深い教養を授けられ、剣闘士の治療経験から外科学に関する経験を蓄積していました。その名声から、Marcus Aurelius皇帝の侍医にもなりました。Galenusは医学において動物の解剖を積極的に行い、解剖学的に病気を捉えるという大系を初めて整えました。そしてHippocratesの学説を継承、発展させ、生気（プノイマ、霊気）説を提唱しました。図8はGalenusの生理学大系で生気の源泉とその分布図です。脳にある精神的生気は知覚と運動をつかさどり、心臓に集まる生命的生気は血液流量と体温を調節し、肝臓にある肉体的生気は栄養と代謝の中心です。血液循環の知識はなく、動脈と静脈の両方を通って心臓から組織に血液が到達する、食物の摂取により肝臓で新たな血液がつくられ、それが組織で消費されると考えられていました。肺から取り込まれた生気が脳や肝臓に到達するには心臓に孔の存在が必要でした。病気の原因は血液中に代謝異常の消化残滓物が蓄積するためであり、治療には肝臓からの経路である静脈を切開つまり瀉血をする必要がありました[23]。また薬物の作用は陽と陰に分けられ、温・冷・湿・乾との組み合わせで8つの性質があるとし、独自の薬物理論で複雑な生薬製剤を編み出しました（ガレノス製剤）。彼が精巧に調合したTheriaca（テリアカ）という万能剤は、解毒薬、ペストの薬として用いられ修正されつつ近代まで使用されました。痔核の治療では、保存的療法以外に結紮して2時間待ってから切離する方法や、他の体表から瀉血させることによって痔の出血を和らげる方法を報告しました[24,25]。

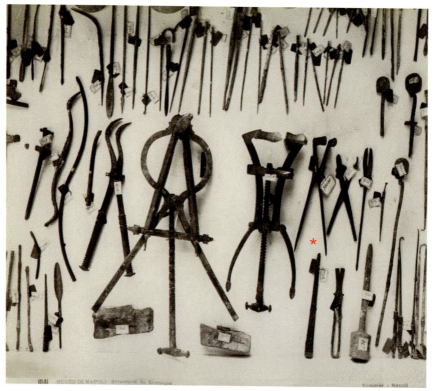

図6　ポンペイから出土した外科手術器具（　＊は直腸鏡、その左は腟鏡）
（Naples National Archaeologocal Museum, Public domain）

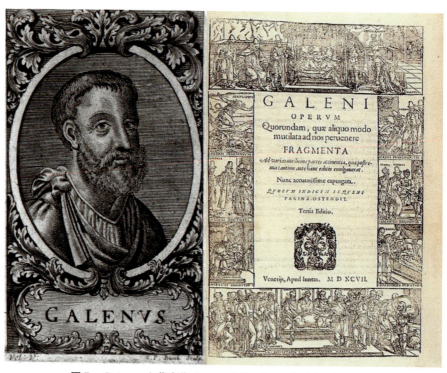

図7　Galenus と代表作 Opera のヴェネチア版表紙（1597年）
（The Wellcome Library / City Library of Arezzo, Public domain）

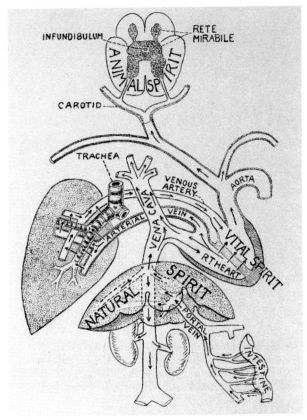

図8 Galenus の生理学：三種の生気の源泉とその分布を示す図
Galenus は循環系を認識せず、動脈系と静脈系は全く別個のものと確信していました。実験から動脈が運ぶものは生気ではなく血液だということを示し、神経機能、脳、心臓に関する最初の研究を行いました。
（Diagram illustrating Galen's physiological scheme, The Wellcome Library）

インド、メソポタミア、エジプト、ギリシャ等の古代医学は最終的にこの Galenus により体系化され中世に向かうことになりました[26]。残存する Galenus の著書は、1000ページの大著が20巻以上あります。誤りや誤解はあっても、鋭い洞察力に基づいた膨大な量の正確な知識とその完結した世界は、追試する必要性のないほど人々を感嘆させ、中世の1000年間、医学界に君臨することになりました（瀉血は近世まで続きました）。治療が本来病態に対する認識に基づくものとするならば、内痔核の病態に対する認識は Hippocrates 以降、Galenus の支配により変わらず、18世紀 Stahl らの門脈安全弁説（1729年）、Morgagni の立位による静脈瘤説（1769年）まで修正を待たねばなりませんでした[20]。

終わりに

今回、古代の内痔核の治療法について、ヨーロッパを中心に当時の医学の背景を含めて概述しました。次回は中世の予定です。

文　献

1) Davey WM : E. T. C. MILLIGAN OBE, MD, FRCS, FRACS (1886-1972) – A GREAT AUSTRALIAN. Aust N Z J Surg 55：617-620, 1985.
2) Milligan ETC : The early treatment of projectile wounds by excision of the damaged tissues. Br Med J 1081, 1915.
3) Schwartz IS : A Gardener, an institution, a reed for riches. Contemp Surg 43：138, 1993.
4) 土屋周二：Proctology の歴史．実地医科に役立つ肛門疾患の知識 Proctology の理論と実践　p1-12, 永井書店, 東京, 1995.
5) 鈴木哲哉：古代の医薬に関する文献．臨床薬理　1：46-54, 1970.
6) Viso L, Urach J： The "Guardians of the anus" and their practice. Int J Colorectal Dis 10：229-231, 1995.
7) Ebers G: Papyrus Ebers. Das hermetische Buch uber die Arneimittel der alten Aegypter in hieratischer Schrift, mit Inhaltsangabe und Einleitung versehen. Mit hieroglyphisch-lateinischem Glossar von Ludwig Stern. W. Engelmann, Leipzig, 1875.
8) Nunn JF : Pattern of the disease. Ancient Egyptian medicine p90-91, University of Oklahoma Press, Norman, 2002.
9) Aboelsoud NH : Review Herbal medicine in ancient Egypt. J Medicinal Plants Res 4：82-86, 2010.
10) Lieberman W : The enema; some historical notes. Rev Gastroenterol 13：215-229, 1946.
11) Ogilvie H : Facts and Fancies about the Rectum. Proc R Soc Med 52（Suppl. 1）：66-68, 1959.
12) Lyons AS, Petrucelli II RJ, Harry N : Ancient civilazations. Medicine, An illustrated history. p101, Abrams INC, New York, 1978.
13) ロベルト・マルゴッタ：初期の文明　メソポタミア．岩本淳訳　図説医学の歴史　p25-26, 講談社, 東京, 1967.
14) 酒井 シヅ：ヒポクラテス全集．医学図書館　30：313-313, 1983.
15) 「ハムラビ法典　全訳」〈http://www.geocities.co.jp/HeartLand-Himawari/5054/〉（2012/4/15アクセス）
16) ロベルト・マルゴッタ：初期の文明　メソポタミア．岩本淳訳　図説 医学の歴史 p22-23, 講談社, 東京, 1967.
17) Lyons AS, Petrucelli II RJ, Harry N : Ancient civilazations. Medicine, An illustrated history. p67, Abrams INC, New York, 1978.
18) 今　裕訳編：第43編　痔核．ヒポクラテス全集　名著研究会　p1081-1086, 岩波書店, 東京, 1968.
19) Arestaerus : De causis et signis acurotum et diuturnorum morborum, edited by Boerhaave H, p47c, p53-54,

p118c and 125A, Leidan, 1730.
20) Laufman H : The history of hemorrhoids. Am J Surg 53 : 381-387, 1941.
21) 斉藤 博：『ヒポクラテス全集』における治療に関する記述，外科治療 とくに尿路結石の治療について．日泌会誌 97：551-560, 2006.
22) Keighley MRB, Williams NS : Surgery of the Anus, Rectum and Colon p308-313, WB Saunders, London, 1993.
23) 二宮陸雄：ガレノスの自然生命力と古代インドの三原力．西洋古典叢書 月報59 p1-4，京都大学学術出版会，京都，2005.
24) Dodi G, Spencer RJ : Chapter 63 PROCTOLOGY IN THE ANCIENT ROME. Outpatient Coloproctology P815-816, Picca Nouva Libraria, Padova, 1986.
25) Eastman PF : Galeni Opera ex Octava luntarum, Editione Venetiis Apud Iun-tasa MDCIX (citata in Outpatient Hemorrhoidectomy: ligation technique), Medical Examination publishing Company Inc, New York, 1970.
26) シンガー・アンダーウッド：酒井シヅ，深瀬泰旦訳 Ⅲ ギリシャを相続する人々．医学の歴史1 古代から産業革命まで p48-67, 朝倉書店, 東京, 1985.

内痔核治療の変遷と英国 St. Mark's 病院（III）

石川 博文

奈良県立奈良病院　外科・中央手術部

2. 中　世

　今回本題に先立ち、すこし中世ヨーロッパの医学全般について略述します。

　エジプト、ギリシャ等の古代医学は、最終的にローマのGalenus（AD130～198）により体系化されました。ローマ帝国はGalenusの活躍した時期が最盛期で、しだいに社会は堕落し、民族大移動や疫病等の災厄が続きました。とりわけゲルマン民族大移動は、あらゆる人種を敵に回したあらゆる民族の血みどろの闘い、生活圏が無造作に置換された大変な時代でした（270年頃から6世紀終わりまで）[1]。とくに西ヨーロッパは、ギリシア・ローマの古代文明の遺産を自己の足下に埋没し忘れさり、世界文明の辺境となりました。6世紀から黒死病（ペスト）等の疫病が蔓延しだし、多くの死者がでました。有効な治療法もなく、医師は無力であり、科学と理性は立場を失いました。キリスト教徒が献身的な看護や治療をしました。修道院は安全で平和な場所であり、病舎や図書館が設置され、キリスト教会の僧侶が医師となりました。

　この中世の医術の柱は、養生法、薬剤学、外科の3つでした[2]。12～13世紀に著されたサレルノ養生訓は、健康に関連する指南書であり、韻を踏んでいたので覚えやすく、広く流行しました。裕福な家では、住み込みの医師が体調を管理しました。薬剤学とは薬を用いた内科的治療です。外科は手を用いた治療で、重要な実践の柱とみなされました。侵襲的であり最終的な手段でした[3]。

　その後教会は、病気の治癒は祈りと神の介入のみであるという理由から、医学の研究を禁じるようになりました。解剖は復活の妨げになるという理由で禁止されました。こうして医学は、図書館でのGalenusや古典研究に費やす文献学になり、キリスト教は医学を支配するようになりました。さらに1163年トゥールでの宗教会議での有名な「教会は血を忌む」という決議以降、外科は汚らわしい行為として蔑視されるようになりました。聖職者の医師は、主に床屋外科医（barber surgeon）に指示して外科処置を行わせるようになり、外科学が手から離れました。ただ当時の外科は瀉血や体表中心（痔も含む）の手術であり、開頭術、開腹術等の深部への挑戦は、全身麻酔と消毒法の確立した19世紀以降になります。

　ここからが本題です。ローマ帝国の東西分裂後、476年（古代と中世の境界）に西ローマ帝国は滅亡し、残った東ローマ帝国（ビザンツ帝国）がギリシア・ローマ文明の直系の相続者となりました。さらに7世紀以後、イスラム世界が地中海諸国を侵食するにつれて、イスラム世界はその文明を積極的に取り入れ、消化していきました。バクダットには智慧の家と呼ばれる翻訳センターも作られ、古代ギリシア・ローマ文明はビザンツ帝国およびその遺産を継承するイスラム世界によって保存されることになりました。

　ヨーロッパが暗黒の時代を迎えていた8～12世紀、中世イスラムは人文、自然科学とも黄金期を迎えました。医学ではGalenusの医学を鋳型に継承、発展を遂げました。とくに薬草学、病院建設の知識において、ヨーロッパを遥かに凌いでいました。接頭に al- が付く、alcohol、algebra（代数学）、al-

（連絡先）石川　博文
　　　　〒631-0846　奈良市平松1-30-1　奈良県立奈良病院外科・中央手術部
　　　　TEL.0742-46-6001

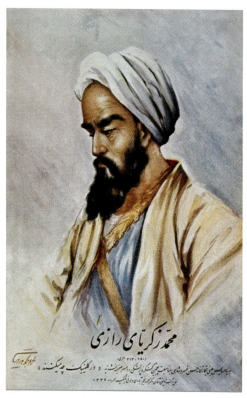

図1 Rhazes（The Welcome Library, London）

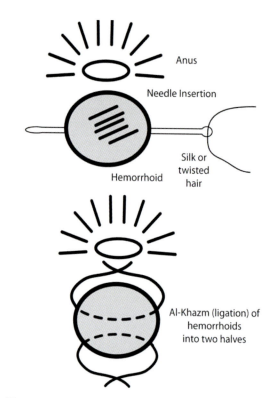

図2 Rhazesの痔核に対する貫通結紮の処置（文献5から、p129 図2）

chemy（錬金術）等はアラビア語由来です。

　イスラムを代表する3人の医師と、彼らの内痔核の治療法を紹介します。

　ペルシャ（イラン）のRhazes（al-Razi　ar-Razi、865-925、図1）は、リュート演奏者でしたが、錬金術研究から後年医学を志しました。「Doubts about Galen」でGalenusの体液説に初めて疑義を唱えました。「al-Hawi」（Comprehensive Book on Medicine, Continens、医学府庫）という9巻からなる医学辞典を著しました[4]。

　直腸肛門疾患について、2009年Adilは「al-Hawi」の原典（Osmania大学所蔵）から、対訳を示し詳細に報告しています[5-7]。

　Rhazesにとって、まず肛門疾患の治療は困難であることの認識から始まります。

　現在では痔核の分類は、内痔核、外痔核、内外痔核と分類するのですが、形態的にradish, grape, mulberry（桑）型に分類しており、blindという血栓をもつものは痛みが強いので穿刺を勧めています。輪状の肛門括約筋の知識があり、痔核の外科治療を検討し、深い痔核や大きい痔核を結紮する際は損傷して便失禁となる可能性を示唆しました。大きい痔核（おそらく内外痔核）に対しては図2のごとく、基部で輪状方向に平行に針を貫通させ、上下に結紮しました。これは後に、英国St. Mark's病院にも伝わったdouble ligatureという方法[8]の源と思われますが、現在ではほとんど行われていません。一方、本邦の古典的な痔核結紮方法—分離結紮法—は左右に結紮し[9,10]、良好な術後成績を示しており[10]、上下が左右に変化した経緯と歴史は興味深いところです。

　典型的な内痔核を切除する際は、吸角で引き出してから切除し、後は縒り合わせた毛で縛りました。タンニンを含んだ樹、蜂蜜で溶いた鉄の錆と動物の脂肪をミックスしてペースト状にしたものを塗布し、痛みと不快感の軽減に用いました。出血を抑えるため、24時間以内の排便が勧められ、下剤が処方されました。その他、薬品による焼灼、坐剤等を用いました。保存的療法として、インドの黒ジャム、アフガニスタンのタンニンを含んだ高木等が調合され用いられました。またRhazesは天然痘とはしかの鑑別で名を残しています。

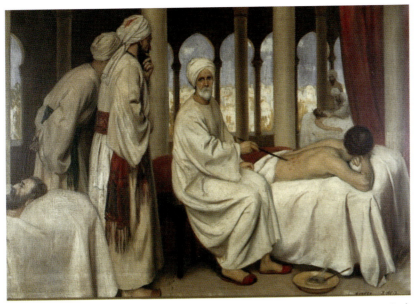
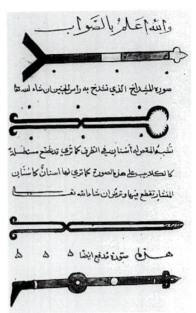

図3 Cordova の病院で焼灼処置をする Albucasis（The Welcome Library, London）

図4 Albucasis の考案した手術器具の例（Chirurgia Albucasum から、The Welcome Library, London）

　1000年、現在のスペイン アンダルシアの Albucasis（Al-Zahrawi、El-Zahrawi、936-1013、近代外科の父　図3）は30巻の医学事典「Kitab al-Tasrif」を著しました。古代からイスラムでは Cauterization（焼灼術）が行われていましたが、「Kitab al-Tasrif」ではその適応（使用の制限）と使用方法について最初に詳しく言及しました。彼は青銅や金より鉄の焼灼子を好みました。熱して赤くなった red-iron で焼灼し、さらに熱して白くなった white-iron はメス代わりになると述べています[11,12]。また使用する部位により、種々の型の焼灼子を用いました。Albucasis の内痔核に対する基本的な治療方法は、切除と焼灼でした[13]。フックで痔核を把持し、痔核の基部を貫通結紮し、切除後に止血しました。

　「Kitab al-Tasrif」の最終巻は外科について、Cauterization 中心に書かれています[14]。35章—Cauterization of warts（いぼ）after excision および36章—Cauterization of fistulae in the anal and perianal regions で書かれた、詳しい焼灼の方法とその注意点は、現在でも参考に値します。一方、34章—Cauterization of hemorrhoids では、痔核に対する（局所の）治療が無効な場合に、他の体表を焼灼する方法が記載されており、内痔核を全身疾患の一部と理解していたことが示唆されます[14]。使用した200以上の手術器械は現在の原型となりました（図4）。また痔瘻に対しては seton 法や lay open 法を用いました。腸管の縫合にカットグットを使用し、ant suture 蟻吻合についても記載しました。

　ウズベキスタンの Avicenna（Ibn Sina、980-1037、近代医学の父　図5）は、10歳でコーランを暗唱し、18歳でほとんどの学問を修めました。無二ともいえる同化力をもつ、想像を絶する博学者でした[15]。1020年「医学典範」（Kitab al-Qanun, The Canon of Medicine　図6）は、Hippocrates、Galenus を参考に、理論的な大系を目指したものであり、17世紀まで最高の医学書とされ、ラテン語に翻訳され、ヨーロッパの大学で使用されました。

　この医学典範は全5巻からなり、第3巻に生理と疾患各論が記載されています。第3巻以降の英訳はされていませんので、断片的な引用となります。内痔核について、Galenus の概念を繰り返し強調しています。「痔核からの出血は、ヘルペス、鬱病、鬱病のてんかん、丹毒、癌、疥癬、癩病 …… から免疫が得られる。これらの病変をかつて流れた血液が、体内に残っているとそれらの病気の1つになる心配がある[16,17]。」

　また Hippocrates の箴言を引用し、「痔核は健康

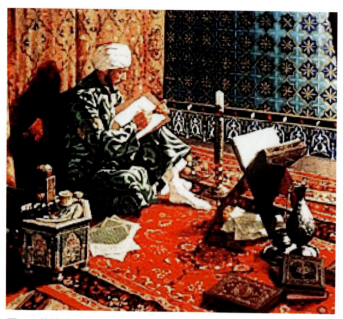

図5　執筆中のAvicenna
（Greek medicineから、Osborn D LAc氏の好意による）

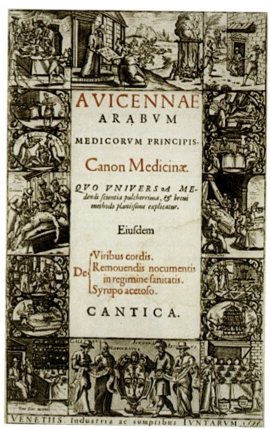

図6　Avicenna Canon of Medicine
（1595年ラテン語版）
下端に時代ごとの医学の権威者が登場する。上方には養生法、左右には調剤学、下方には外科手術と当時の治療法がパノラマとして描かれている。（The Welcome Library, London）

な出血のため、痔核を3つ切除または焼灼したら、腐敗した血液が出口を探せるように、自然がそうしていたごとく、1つは開放にする」「慢性の痔核を切除したら、そのままである限り、浮腫と肺結核の危険がある」とも述べています[17,18]。このように、内痔核については Hippocrates、Galenus とほぼ同様の認識でした。Avicenna は医師として、また政務官として波乱に満ちた生涯を送り、享楽的な生活の中で膨大な業績を仕上げました[19]。

　ここで少し話はそれますが、Avicennaのもう1つの大著に「治癒の書」Kitab al-Shifa があります。論理学、自然学、数学、形而上学からなる百科事典で、Aristotle の思想を保存し、解説していました。
　その後、イスラム世界と西ヨーロッパ世界とが各地で接触するにつれ、イスラム世界に保存されてきたギリシア・ローマ文明が西ヨーロッパ世界に紹介されるようになり、西ヨーロッパが発展する「12世紀ルネサンス」（Haskins CH）と呼ばれる現象の契機になりました。とりわけ、Aristotle の哲学によりもたらされた従来の世界観を覆す合理的な思考様式は、キリスト教会に大きな衝撃を与え、信仰と理性を巡って、教会と大学を論争の嵐に巻き込むことになりました（アリストテレスの再受容）[20]。
　Avicenna の生涯は映画「若き日の偉人」（1982年）になっています。Ibn Sina は大名跡で、大学名にもなっており、Emirates 航空ではロボットとしてお目見えしています。イスラムの科学は、16世紀のルネサンスの基盤をつくり、近代科学、ひいては近代文明の形成に決定的に貢献することになりました[21]。

　全盛の僧侶医学の勢力圏外で、南イタリアの風光明媚なサレルノ Salerno に9世紀中頃、ギリシャ医

学の遺緒を護り、再隆させた世界最古の医学校が誕生しました。ここは十字軍の遠征ルート上でもあり、創傷療法と養生のため外科が発展し（図7）、1180年 Roger 外科学書が刊行されました。その後、パドヴァ Padova、モンペリエ Montpellier 等に医科大学が設立されました[22]。

ここからヨーロッパでは、"master surgeon" と呼ばれる時代になります。サレルノ出身のイタリア Teodorico（1205-1296）は、1267年「Cyrurgia 外科学」で、創傷には一次治癒を、内痔核には焼灼より結紮法を推奨しました[23]。

Lanfranc of Milan（1250-1306、図8左）は、イタリア Milan からフランスに渡り、Saint Come 学院の興隆に貢献し、外科学の基礎を築きました。動脈と静脈を認識し、止血術に長けていました。外科には内科の知識が必須であり、外科侵襲は可能な限り小さい方が良いという信念の持ち主でした。1295年に刊行された「Chirurgia 外科学」は各言語に翻訳されました。

14世紀以降の医学はフランスがイタリアをリードするようになりました。1340年代ヨーロッパで黒死病が猛威を振るいました。

Guy de Chauliac（1298-1368、図8右）は、当時サレルノと並ぶフランスの Montpellier 大学で学び、1358年に著した「Chirurgia Magna 大外科学」は、長くヨーロッパの治療指針となりました。この Chirurgia Magna に載る手術器具は、Albucasis の影響を受けています。

John of Arderne（1307-1390、図9）は、世界最古の proctologist、英国外科の始祖として知られ、Montpellier 大学で学び、同世代の Guy de Chauliac の影響を受けました。痔瘻と内痔核の論文（Treatises of Fistula in ano, haemorrhoids and Clysters, 1367年、open library）が有名です。さまざまな分野での論文は、後世 Sir D'Arcy Power により集められ、編集されました。百年戦争（1339-1453）当時は、重い荷物を担いでの長時間の騎乗や暖寒の差等で、肛門の衛生が劣悪になりました。痔瘻や肛門周囲膿瘍は珍しくなく、それらは治らないものと考えられていました[24]。John of Arderne は、Albucasis の手技に改良を加え、lay open と seton を組み合わせた方法で治療しました[25]。図10に痔瘻の lay open の手術器具と手順を略記します。後の処置についても、卵黄とバラの油を亜麻布にしませたものを用いる等、詳細に記載されています[23]。高度な手技の一方、手術日を決めるには月の位置を重要視していました[26]。またこの時代は診療報酬も治癒しなかった場合のペナルティも決まっておらず、治りそうな患者を選ぶことの重要性が強調されています。彼の痔瘻の診療報酬については、最低100シリング（1シリング＝3.6万円）以上を要求し、貧乏なものには減額したとされます[27]。麻酔がないこの時代、患者には勇気と従順さが要求されました。この論文の主は痔瘻ですが、その他の日常的な肛門疾患についても挿絵付きで記載されています（図11）。

内痔核に対しては体液説を守り、瀉血や注腸等の保存的治療を好みました。具体的には、出血性の内痔核には、粒の最も細かい小麦粉と、止血効果のある西洋鋸草の絞り汁で丸薬を作り、1日に3、4回与えること。そして尺側皮静脈から瀉血し、後に足首の外側の伏在静脈から瀉血する。脛骨の伏在静脈は、内痔核の血流を変え永久に縮小させる。炎症性の内痔核は、パセリの汁と塩で洗う。出血した内痔核には、何よりも野うさぎの焼いた粉（野うさぎの焼いた毛という説もあり）が効果がある[28]と書かれています。

ある種の手術、具体的には血栓性の痔核の手術は、外科医にのみに伝授したとされていますが、その理由の1つとしては、barber surgeon には理解に問題があると判断していたためです[25]。また多くの軟膏、パウダー等を考案し、臨床薬理学の草分け的存在でした。英国 St. Mark's 病院でも、数年に一度はタイトルに "John of Arderne" が付く講演が行われます。

この14世紀前後のプレ・ルネサンス期には、彼ら master ともいうべき外科医が出現しました。しかし、内痔核に対する認識は、Galenus の域を越えるものではありませんでした。16世紀以降は疫病により大部分の内科医、多くの外科医が亡くなったため、残った低級の barber surgeon が外科治療の中心となり、barber surgeon の時代になります。

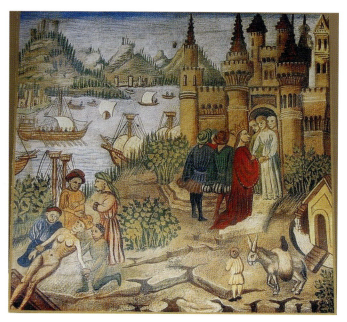
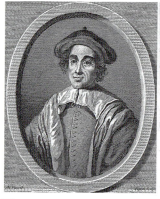
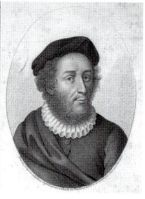

図7 サレルノでの外科治療
　サレルノでは、負傷した十字軍騎士の治療と静養のため、外科学が発展した。(Canon of Medicine から、Public domain)

図8 13-14世紀の Master surgeons
　(左) Lanfranc of Milan (The Wellcome Library, London)
　(右) Guy de Chauliac (The Wellcome Library, London)

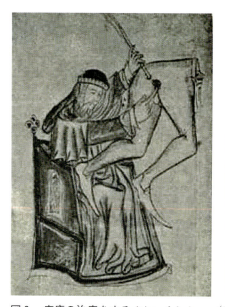
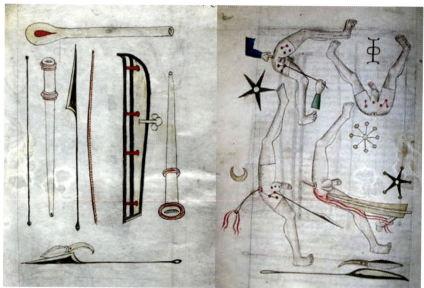
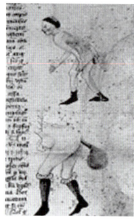
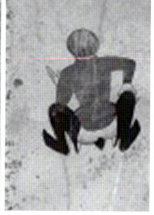

図9 痔瘻の治療をする John of Arderne (Treatises of Fistula in Ano, Haemorrhoids, and Clysters, ed. by D'Arcy Power, Early English Text Society, o.s. 139 (London: Kegan Paul, 1910), plates 1) open library

図10 John of Arderne の痔瘻の手術（lay open）
　(左) 考案した手術器具：中央左から、follow me という名称のゾンデ、シリンジ、突起のある針、カエサル（シーザー）という名の強い糸、縛る際にピンと張るためのスネア、シリンジで、上は楯、下は別の突起のある針。
　(右) 手術の手順：まず follow me で探り、強い糸を通した後、そこを楯で自分の指と直腸壁を守りながら、突起のある針ごとスネアを縛っていき、一気に切離する。基本的な手技は Albucasis に準じていた。(Glasgow University, Public domain)

図11 John of Arderne の挿画
　(左) 上は肛門の炎症性腫瘤、下は豚の膀胱でつくった浣腸器での浣腸
　(右) 脱肛または直腸ポリープ
　(De Art Phisicali et de Chirurgia, The Wellcome Library, London)

終わりに

今回は中世における内痔核の治療法を紹介し、歴史と肛門疾患全般も交えて略述しました。次回はルネサンスから近世の予定です。

文　献

1) Schreiber H：11ゲルマンの世紀　ゴート族．岡　淳，永井潤子，中田健一訳，p152-153，祐学社，東京，1979．
2) 久木田直江：天上の薬と世俗の薬—中世ヨーロッパの医療　くすりの小箱—薬と医療の文化史—．湯之上隆編　久木田直江編，p96-111，南山堂，東京，2011．
3) Hシッパーゲス著：2．実践の3つの柱　第六章医学の家　大橋博司／濱中淑彦他訳　中世の医学　治療と養生の文化史　p145-158，人文書院，東京，1988．
4) 小川政修：アラビア医学の三期．第二章アラビア医学　泰西医学史　古代中世編　p378-399，第一書房，東京，1929．
5) Adil H AL-humadi: Treatment of Anorectal Diseases by Al-razi. JIMA 41: 122-133, 2009.
6) Abū Bakr Muḥammad ibn Zakariyyā al-Rāzī. Kitāb al-ḥāwī fī al-ṭibb. Hyderabad: Osmania University; 1962.
7) Abū Bakr Muḥammad ibn Zakariyyā al-Rāzī. Al-Manṣūrī fī al-ṭibb. Al-Kuwait: Manshurat ma`had almakhṭuṭāt; 1987.
8) Sir Astley Cooper: Lecture XXXIV Treatment of piles and haemorrhoids. Principles and practice of surgery: Founded on the most extensive hospital and private practice during a period of nearly fifty years, p427-432, Cox, London, 1836.
9) 本間棗軒：痔疾（痔漏，腸痔，脱肛痔，内痔）．瘍科秘録　1：1-22,1837．
10) 増田芳夫，黒川彰夫，畑　嘉也，他：古典的な痔核結紮療法の応用と術後成績—分離結紮術を中心に—．日本大腸肛門病会誌　51:1087-1093, 1998.
11) Nabri IA：El Zahrawi (936-1013 AD), the father of operative surgery. Ann Royal Coll Surg Eng 65:132-134, 1983.
12) El Afifi S, Kasr El: Ainijournal of Surgery 1960; 1: (In English.)
13) Fisher GJ: Historical and Bibliographical Notes: A Series of Sketches of the Lives, Times and Works of Some of the Old Masters of Anatomy, Surgery and Medicine : XXI, Albucasis　Annals of the Anatomical and Surgical Society. 8：124-131, 1883.
14) Abū al-Qāsim Khalaf ibn 'Abbās al-Zahrāwī, Spink MS and Lewis GL：Albucasis on surgery and instruments. Book I　On cauterization　p100-104　University of California Press, 1973.
15) Khan A: Chapter 2　Boy Genius AVICENNA（IBN SINA）. p31-44, Rosen Publishing　New York, 2006.
16) Avicenna：Liber canosis, book 3, fen.17, tract 5 chapter 2
17) Pomata G：MENSTRUATING MEN; Similarity and Difference of the Sexes in Early Modern medicine. GENERATION AND DEGENERATION, p125-126, Duke University Press, Durhum, 2001.
18) Avicenna：Liber canosis, book 3, fen.17, tract 5 chapter 4
19) Khan A: Chapter 4　A Travelling Philosopher　AVICENNA（IBN SINA）. p76-87, Rosen Publishing　New York, 2006.
20) Rubenstein Richard E：第1章　知恵者たちの師　アリストテレスの再発見．小沢千重子訳　中世の覚醒　p33-84，紀伊国屋書店，東京，2008．
21) 伊藤俊太郎：序説II　アラビア科学について．アラビア科学とイブン・スィーナー　科学の名著8　イブン・スィーナー　p9-17，朝日出版社，東京，1981．
22) 小川政修：サレルノ医学．第三章　西邦医学　泰西医学史　古代中世編　p434-456，第一書房，東京，1929．
23) Theodoric Borgognoni (Author), Eldridge Campbell (Translator)：Chapter41　Hemorrhoids. The surgery of Theodoric: ca. A.D. 1267, Volume 2　p111-113　Appleton-Century-Crofts, NY 1960
24) Millar Mc W：John of Arderne, The Father of British Proctology. Section of proctology. Pro Royal Soc Med　47: 75-84, 1953.
25) Mathew FS: JOHN OF ARDERNE Medieval English Surgeon.　Bull N Y Acad Med 6：461-471, 1930.
26) Weiss GN: John of Arderne, The Father of British Proctology. J Int Coll Surg 25: 247-260, 1956
27) Widdess JDH. Practica magistri Johnannis Arderne. Ir J Med Aci 18: 77-81, 1943.
28) Laufman H: The history of hemorrhoids. Am J Surg 53：381-387, 1941.

内痔核治療の変遷と英国 St. Mark's 病院 (IV)

石川 博文

奈良県立奈良病院 外科・中央手術部

[REVIEW]

Changes of the internal hemorrhoids treatment and St. Mark's Hospital in London, United Kingdom

Hirofumi Ishikawa

Department of Surgery・Surgical Center, Nara Prefectural Nara Hospital

William Ernest Miles と St. Mark's 病院

　海外からの見学者で賑わう St. Mark's 病院の一角に、家族性ポリポーシスの研究で名高い Cancer UK（旧 Imperial Cancer Research Fund）の研究施設のフロアがひっそりと佇んでいます。そのエントランスには St. Mark's 病院を引退された高名な先生方の写真が飾られています。Milligan、Morgan、Parks、Goodsall らの写真は探せましたが、Miles の写真はなく、不思議に思っていました。
　Miles（1869–1947、図1）は私学の校長の父のもと、Trinidad and Tobago で成長し、英国 St. Bartholomew 病院で医学を修めました。1896–98年 House-surgeon（住み込み外科医）として、St. Mark's 病院に勤務しました。当時の上級医は David Henry Goodsall でした[1]。1898年 Alfred Cooper の後任として、St. Mark's 病院の4番手常勤医の選考に Miles の名前が挙がりました。しかし、選考委員会で選ばれたのは、代々の医家で後援者も多く、専門性に問題のなかった Fernivall でした。この件は Granshaw の書籍［St. Mark's Hospital in London］に開票の結果に至るまでが詳しく書かれています[2]。1899年 Miles は St. Mark's 病院に次いで academic だった Gordon 病院に行き、Goodsall と［Diseases of the Rectum and Anus］

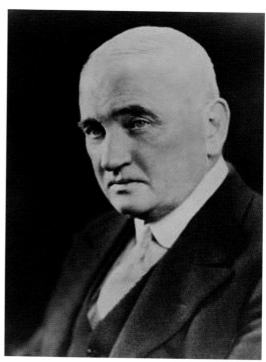

図1　William Ernest Miles (1869–1947)
Royal College of Surgeons of England の好意による

を刊行しました。続いて1908年直腸癌手術に対する腹会陰式直腸切断術（マイルス術）[3]、1919年内痔核に対する low ligation 法[4] を報告するなど、外科医として傑出した業績を残しました。一方、St. Mark's 病院での直腸癌に対する会陰腹式切除術はマイルス術に対して分が悪く、現在はほとんど行われていません。

St. Mark's 病院の創始者 Frederick Salmon は、1835年創設の理念に実力主義を唱えていました。「もしあの時 Miles が選ばれていたら…」とは皆が思う「if…」でしょう。偶然ですが St. Mark's 病院でその件をお尋ねできる機会がありました。すると、即座に "You are quite right" というお返事をいただきました。婉曲な表現ですが、その率直さに驚くと同時に100年以上前の出来事なのですが、いかに脳裏に深く刻まれているかが示唆されたように思えました。運命とはどういうものか、子弟の絆の大切さなど、いろいろなことを考えさせられました。ちなみに Goodsall は外科医としてのみならず、有能なビジネスマン（電気会社役員）でもありました[5]。

3．ルネッサンス ～ 近世 ～

イスラム世界に保存されていた Aristotle らギリシャ・ローマ文明の書物が、ラテン語に再翻訳されて再受容された12世紀ルネッサンスが、ヨーロッパにおいて知的探求の出発点となりました。これが東方貿易によって商業活動が繁栄していたイタリアで14～16世紀に結実し、イタリアルネッサンスとなりました。ルネッサンスはギリシア・ローマの古典文化の復興にとどまらず、教会の束縛から解放され、現世をより良くより楽しく生きることが人間らしい生き方であると考える運動であり、ヒューマニズム（humanism 人間主義）がその根本精神にありました。その後、大航海時代（15世紀半ば～17世紀半ば）に入った16世紀半ばからイタリアは衰え、代わってスペイン、ポルトガルが台頭し、ルネッサンスはしだいに北方へ影響を与えることになりました[6]。

ルネッサンス時代には、封建的伝統にとらわれずに物事を考えようとする精神から自然の観察や実験が重んじられ、科学や技術が著しく発達しました。ルネッサンスの3大発明が火薬、羅針盤、活版印刷です。1447年ドイツ Mainz の Johannes Gutenberg による活版印刷機の発明によって以降の知識が完全に失われることはなくなり、簡便かつ容易に蓄積され、人類の右肩上がりの発展が始まりました。印刷はもともと中国が発祥ですが、文字の種類の少なさ、ワイン絞り機の構造を流用できたこと、紙の普及と相まってヨーロッパで改良されました。1525年には Galenus のギリシャ語全集が印刷されました。

医学におけるルネッサンスは16世紀から17世紀末頃で、サレルノ医学校へのアラビア医学の再導入（12世紀）から解剖学の Vesalius（後述）まで3世紀以上かかりました。これについては、医学が身体という特殊な事象を扱ったためと考察されています[7]。

外科の歴史においては黒死病等の疫病の流行のため、英国 John of Arderne（1307-1390、Arderne 村の John という意味）らの "master surgeon" の時代が終わりを告げ、15世紀から18世紀半ばまでの "barber surgeon" の時代に相当します。またルネッサンス＝ふくよかな裸婦像、でイメージされるように医学と芸術が最も接近した時代でもありました。

まず、ルネッサンスでは人間の身体に興味をもち、自分で実際に見て考えた結果として、解剖学が発展しました。

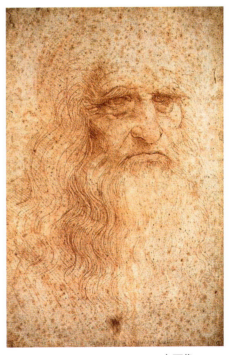

図2　Leonardo da Vinci 自画像
Public domain　Biblioteca Reale, Turin

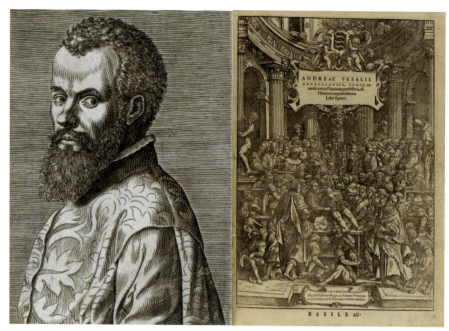

図3　Andreas Vesalius（左）と De humani corporis fabrica　表紙（右）
（Wellcome Library, London）

　イタリアの Leonardo da Vinci（1452-1515、**図2**）は芸術家で万能の天才でした。当時北イタリアでは芸術家が解剖を見学しましたが、彼は実際に解剖も行いました。

　イタリア Padua（パドヴァ）の解剖学者 Andreas Vesalius（1514-1564、**図3**）は、1543年『人体の構造 De humani corporis fabrica』で、絶対的権威であった Galenus の解剖学を200カ所以上訂正しました。しかし、Vesalius が Galenus を完全に越えた訳ではありませんでした。この当時は新しい発見と古い考えが奇妙な結合をすることがしばしばありました。英国 St. Bartholomew 病院の William Harvey（1578-1657）による循環理論の発見は1628年であり、Vesalius は Galenus の四体液説を信じていました[8]。

　ドイツの Caspard Bauhin（1560-1624、**図4**）は、1588年回盲弁（バウヒン弁）を発見しました。Bauhin は高名な植物学者でもありました[9]。

　解剖学に続いて外科学が興隆しました。立役者は近代外科の先駆者（父）といわれる Ambroise Paré（1510-1590、**図5**）でした。Paré は理髪師の徒弟から外傷の手当係となり、戦地で治療に当たりました。当時の考えでは、銃創には毒を除去するため、まず沸騰した油を塗布しなければなりませんでした。彼は油が品切れとなった際、焼灼術を使わず

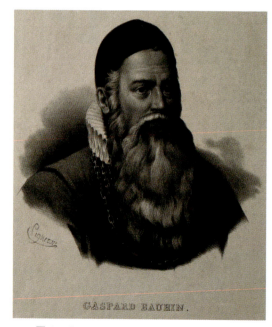

図4　Caspard Bauhin
Lithograph by P. R. Vignéron
（Wellcome Library, London）

に、卵黄、バラの油と植物油等を軟膏にして塗布しました。翌日の結果を見て彼は治療の正しさを確信しました。同様に出血に対しても焼灼術をやめ、古代の結紮止血を再現させました。根拠のない治療法を否定し、侵襲を最低限に抑えるという外科学の鉄則を確立しました。1562年 Charles IX の筆頭外科医となり『大外科学全集』（1562年、**図5**）で名声

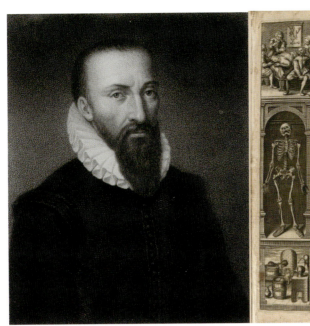
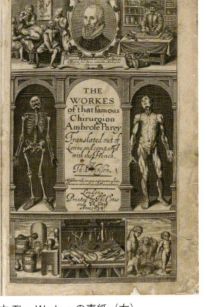

図5　Ambroise Paré（左）と翻訳本 The Workes の表紙（右）
（Wellcome Library, London）

を確立しました[10,11]。

　Paré の痔核の概念は、うつ病と関係する、静脈瘤様である、と Hippocrates, Galenus と同じでした。その治療方針については、ほどほどの痔出血で身体が耐えられるのなら他の疾患から免疫が得られるので止血せずそのままにする、しかし過度の出血は肝臓を冷やして水症になるので、薬（アロエ、乳香と麒麟竭等を調合したもの）につけておいたウサギの産毛をガーゼにして圧迫する必要がある、など全身状態の観察を治療の判断基準としました。その他の具体的な局所療法として、1．出血がない腫れた痔核には、雄牛の胆汁（ウシガエルの脂肪という説もあり）で炒めたタマネギを腫れた部分に塗布し、5時間ごとに交換する、2．明瞭な痔核には、馬ヒル、メスやハーブにより解放し、うっ滞した血液を排出させることもある、3．激烈な痛みと熱の場合には、入浴させたうえで、潰瘍等があればそこに薬（バラの油・リサージュ・ロウと阿片等を調合、あるいは乳香・没薬と阿片等を調合したもの）を用いる、等が書かれています。そして、これらの治療は general rules of art に従うことと結んでいます[12]。明確な decision-making が読み取れる治療方針です。またこれらの処方は阿片を含め成分にも十分理にかなっていることから、成功した治療経験の集積であったと考えられます。麒麟竭（きりん

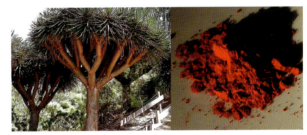

図6　ソコトラ島の Dragons blood tree（左）とそのパウダー（右）
Creative commons から Authors
左：Andy Dingley　右：Joe Sullivan

けつ）とは熱帯地方に産する竜血樹の幹などからとれる紅色の樹脂のことで、古来洋の東西を問わず貴重品であり、鎮痛、止血と活血効果（アルカロイドが豊富）のため薬品として、また染料（家具、バイオリン等の紅色）として用いられてきました[13]（図6）。インド洋上に浮かぶイエメンのソコトラ島 Socotra が特産地で、現在世界遺産に登録されています。当時は大航海時代であり、Vasco da Gama によるインド航路発見（1498年）から半世紀とはいえ、入手には陸路海路とも大変な苦労を伴ったことと思われます。

　少し脱線しますが、Paré の有名な言葉に「我包帯す、神が治し賜う」があります。Paré には人魚などの怪異現象[14]、彗星等についても多岐にわたる著作があり、医学を含めてこれらを神の存在と切り

離すことはありませんでした。

1668年フランスの barber-surgeon の Charles-François Félix（1635–1703）は Luis XIV の痔瘻手術を成功させました。これによりフランスでの外科医の地位は向上しました。

1674年オランダの Antoni van Leeuwenhoek（1632–1723）は自作の単式顕微鏡で微生物を発見し、微小動物（animalcule）と名付けました。細菌学が始まり病気の原因は神の罰ではないことが後に判明しました。

Paré、Vesalius、Harvey がルネッサンス期での医学において、とくに重要な役割を果たしたと考えられています。一方、内痔核治療においては barber surgeon が主役となったこのルネッサンス期に、画期的な進歩はほとんどなかったとされています[15]。

18世紀に入り、ドイツの内科医 Georg Ernst Stahl（1659–1734、図7）とイタリアの病理医 Giovanni Battista Morgagni（1682–1771、図8）により痔核の認識について修正が加えられました[16,17]。

繰り返しになりますが、これまで痔核の成因については Hippocrates の説が静脈瘤説の緒となり、Galenus、Avicenna が続きました（前述の Paré も）。さらに四体液説ではうつ病との関係が示唆されました。また痔の出血では他のいくつかの疾患から免疫をえられるため、自然に従い出口を残す（完全には止血しない—第2、3報をご参照ください）治療が良いとされてきました。

Stahl は、18世紀において哲学の助けをかりて新しい医学の体系学を創った泰斗の中の1人でした[18]。Stahl はすべての生理現象の源をアニマ（Amnima；ラテン語で魂の意味）に求めました。疾病とは、有害事象を取り除くためにアニマが企てる運動の総和の現象でした。アニマの直接の働きは非物質的な有機的運動であり、血液循環や結合組織の張力として現れます[19]。とくに血管の弛緩に起因する多血症、血液粘稠、組織の運動異常は主要な疾病であり、アニマは多血除去の目的で出血を企てるとしました。門脈に当てはめた場合、循環が遅くなると多血症が起こりやすくなり、心窩部痛、うつ病、痛風や痔出血が生じるとしました。Stahl は、痔出血では Hippocrates らが主張したように免疫がえられるのではなく、老廃物のたまった余剰の血液の放出であり（Golden vein からの）、男の月経のようなものと考えました[20]。この部分が後年評価され、Laufman は内痔核の歴史における認識を Hippocrates 以降、次いで Stahl 以降で分けました[21]。最高の治療とはアニマに助力すること、つまり痔出血においては瀉血することや刺激することでした。

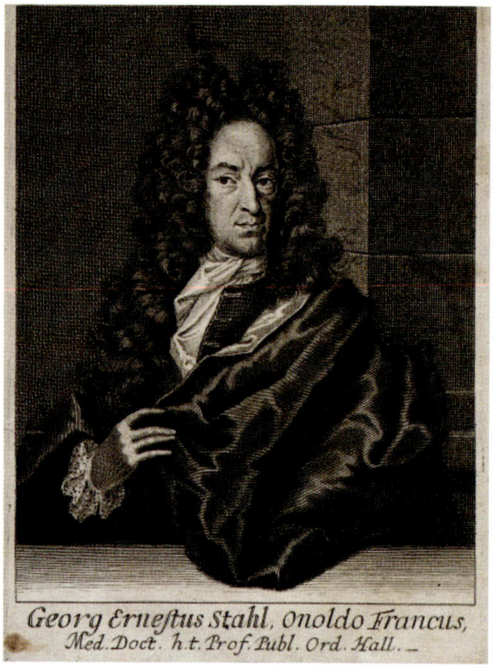

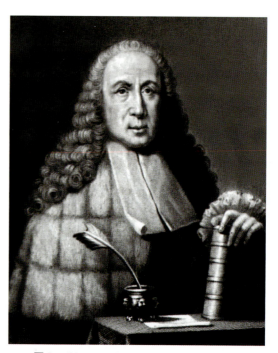

図7　Georg Ernst Stahl
（Wellcome Library, London）

図8　Giovanni Battista Morgagni
（Wellcome Library, London）

Morgagniは現代病理学の創始者で、1762年『病気の座とその原因』は病巣局在論として医学史上最も重要な書物の一つとされます[22]。病理学の誕生によって、それまで観念論的に捉えられていた病気が科学的に理解することが初めて可能になりました。彼は50年間の病理解剖を分析し、推敲に推敲を重ねて79歳で出版しました。研究の途中の段階で出会った1人の若い研究者にあてた会話体の手紙の形式を採り、70編が書かれています。病態が目に浮かぶほどの詳細な内容で、5巻（3冊）2400ページから成ります。ただ病理学の大著ですが、図は1枚もありません。第32編の痔核でMorgagniは、人間の直立姿勢が肛門の静脈静止圧の上昇に影響していると推測し、怒責時の腹圧上昇がさらに肛門の静脈静止圧を高めていることを示唆しました。この部分が多くの論文で引用されています。これ以外にもいくつかの興味深い治療法が書かれていますが、内科医から聞いたものとして、犬の腎臓周囲の脂肪を脱肛に用いる方法については、一般的ではないと否定的でした。大量出血時のValsalva（Morgagniの師匠—Morgagniは肛門のcrypt、columnで名を残しています）の治療方針は、まず臍周囲に阿片を混ぜた新しいテリアカ（万能薬）を塗り込む、次いで流れ出る部位に、可能ならその出血点にベンガラ（弁柄、オランダ語Bengala、酸化鉄赤のこと）を塗り込んで痂皮ができるのを待つこと、と紹介しています。また痔核静脈の高度な拡張を認めた剖検例についても報告しています[23]。ただ病理学的にどうしてそうなったのかは、19世紀の生化学、細菌学の発展を待たねばなりませんでした。

Vesaliusの解剖図譜（1543年）、Harveyの循環理論（1628年）とこのMorgagniの病巣局在論（1761年）が3つの礎となり、古い医学が永遠に葬られることになりました[24]。内痔核の認識については、Hippocratesから2000年以上の時を経て、StahlとMorgagniによって修正を受け、一歩進みました。Frederick Salmonらによる内痔核に対する外科治療の本格的な始動は、19世紀からになります。

終わりに

今回はルネッサンスの概略と、Paré、StahlとMorgagniを中心に内痔核の認識と治療の変遷を書きました。次回は18世紀半ばから、John Hunter、Jean Louis Petitからです。現在に通じる治療の変遷に入ります。

文　献

1) Zhar AP：Sir W Ernest Miles. Tech Coloprotocol 11：71-74, 2007.
2) Granshaw L：Chap. X The New St Mark's 1896-1918. St Mark's Hospital, London p160-184. King Edward's Hospital Fund for London, London, 1985.
3) Miles WE：A method of performing abdominoperineal resection for carcinoma of the rectum and of the terminal portion of the pelvic colon. Lancet 2：1812-1813, 1908.
4) Miles WE：Observations upon internal piles. Surg Gynelol Obstet 29：497-506, 1919.
5) Zhar AP：David Henry Goodsall：reassessment of the rule. Tech Coloprotocol 13：185-188, 2009.
6) Burke P：第2章イタリア－復興と革新．亀長洋子訳 ルネサンス p11-42．岩波書店，東京，2005.
7) McVaugh, Michael R, Nancy G：Siraisi, "Introduction", Osiris, 2nd ser. 6：7-15, 1990.
8) ヌーランド SB：第3章　再び目覚める　アンドレアス・ヴェザリウスと医学のルネッサンス．曽田能宗訳『Doctors 医学をきずいた人々』（上）p100-140，河出書房新社，東京，1991.
9) Kyle RA, Shampo MA：Gaspard Bauhin. JAMA 242：1162, 1979.
10) Ellis H：The Age of the Surgeon-Anatomist：Part I - From the mid 15th century to the end of the 17th century. The Cambridge illustrated History of Surgery. p35-45, Cambridge University Press, Cambridge, 2009.
11) 小川政修：4．外科学の興隆　アンブロアズ・パレー　第一章　十六世紀文藝復興期の医学　第三篇近代医学史．『西洋医学史』p527-544，日新書院，東京，1943.
12) Ambrose P：Chap. XXIII. Of Hemorrhoides The workes of that famous chirurgion Ambrose Parey Translated out of Latine and compared with the French by Tho：Johnson p356. Published by Cotes P, and Du-gard W and are to be sold by Clarke J. London, 1649.
13) Gupta D, Bleakley B, Gupta RK：Review；Dragon's blood；Botany, chemistry and therapeutic uses. J Ethpharm 115：361-380, 2008.
14) Ambrose P：36 章 Le vingt-cinquième Liure. Les oeuvres d'Ambroise Paré p676-690. Chez Iean Gregoire, Lyon, 1664.
15) Ellesmore S, Windsor ACJ：Surgical History of Haemorrhoids. Sugical treatment of Hemorrhoids p 1-5, Springer-Velag, London, 2009.

16) Parks AG：The surgical treatment of hæmorrhoids. Br J Surg 43：337-351, 1956.
17) Graham-Stewart CW：What causes hemorrhoids? Dis Col Rectum 6：333-344, 1963.
18) 小川政修：1 体系学派 第三章 十八世紀の医学 第三篇 近代医学史.『西洋医学史』p638-651, 日新書院, 東京, 1943.
19) Chang KM：Motus Tonicus：Georg Ernst Stahl's Formulation of Tonic Motion and Early Modern Medical Thought. Bull His Med 78：767-803, 2004.
20) Stahl GE：Sectio II PATHOLOGIA. Medicinae dogmatico-systematicae p159-176, Halae, 1708.
21) Laufman H：The history of hemorrhoids. Am J Surg 53：381-387, 1941.
22) 酒井シヅ：医史学名著解題 14 ヨハン・B・モルガーニ 病気の座と原因 医学図書館 35：150-152, 1988.
23) Morgagni JB：Treats of Coftvenefs and of the Piles. LETTER the THIRTY-SECOND Book III Of Difeafes of the Belly, The seats and causes of diseases investigated by anatomy, Vol. 2．(Translated by Benjamin Alexander). pp94-111. A Miller, London, 1749.
24) ヌーランド SB：曽田能宗訳 第6章 新しい医学 ジョバンニ・モルガーニの解剖学的把握.『医学をきずいた人々』(上) p203-233, 河出書房新社, 東京, 1991.

内痔核治療の変遷と英国 St. Mark's 病院（V）

石川 博文

奈良県立奈良病院 外科・中央手術部

[REVIEW]

Changes of the internal hemorrhoids treatment and St. Mark's Hospital in London, United Kingdom（V）

Hirofumi Ishikawa

Department of Surgery・Surgical Center, Nara Prefectural Nara Hospital

---

　6月のスコットランド Glasgow での英国消化器病学会出席に際し、2年ぶりに St Mark's 病院を訪れました。またこの連載によい情報はないかと博物館巡りをしてきました。一度ではお伝えできませんので、何回かに分けて掲載します。

〈その1　St Mark's 病院〉

　今回5度目の渡英となりました（図1）。St Mark's 病院では、毎週金曜日朝に Grand Round が開催されます。各分野の一流講師の講演の後、症例検討と続きます。写真は症例検討の様子で、Director の Robin Phillips 教授と引退された John Northover 教授がおられました（図2）。多くの中国人の短期ゼミナー参加者がいたのでお尋ねすると、さらなる国際化を進めているということでした。

　St Mark's 病院で最後に "Sir" の称号を得た外科医は、Alan Guyatt Parks（1920-1982、図3）でした。Parks 式肛門鏡、痔瘻の分類、パウチ手術や粘

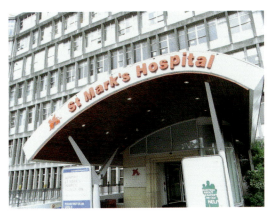

図1　St.Mark's Hospital の正面玄関

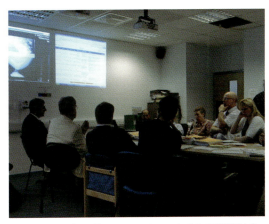

図2　2013年6月、Grand Round での症例検討会
向かって右から2人目が現在のDirectorであるRobin Phillips 教授、左から2人目（背中）が先日引退された John Northover 教授（St. Mark's Hospital, London）

（連絡先）石川 博文
〒631-0846　奈良市平松1-30-1　奈良県立奈良病院 外科・中央手術部
TEL.0742-46-6001

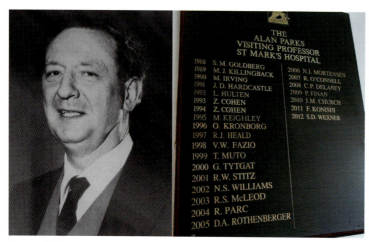

図3 （左）Alan Guyatt Parks（在職1959-82）、（右）Sir Alan Parks Visiting Professor の名が刻まれたボード
（St.Mark's Hospital, London）

膜下切除術等で非常に高名です。心臓病で急逝されたのですが、その後 St Mark's 病院では毎年 the Alan Parks Visiting Professor が選ばれ、数日間にわたる Frontiers と呼ばれる最先端のゼミナーが開催されています。1999年に武藤徹一郎先生が欧米人以外で初めて選ばれました。2011年には小西文雄先生が選ばれました。ひっそりと掲げてある小さいボードですが、近年の大腸疾患治療の歴史の重みと、St Mark's 病院と日本の絆を強く感じさせられます（図3）。学術部門 Academic Institute からは、ぜひ日本人に来てほしいといわれます。機会がある若い先生方には、英国 St Mark's 病院への留学も検討していただきたいところです。

〈その2　イングランド王立外科医師会 Royal College of Surgeons of England（RCS）〉

起源は1300年設立の床屋組合 the Company of Barbers と、外科医のギルド the Guild of Surgeons にあります。1540年 Henry 8世のときに　床屋－外科組合 the Company of Barber-Surgeons となりました（図4）。1745年に Cheselden が外科医組合 the Company of Surgeons として独立させ、さらに1800年勅許を得て、王立外科医師会（RCS）になりました[1]。現在は静かな Lincoln's Inn Fields に移り（図5）、Hunterrian museum ハンター博物館の大変興味深いコレクションが展示されています（図6）。Cheselden と Hunter については、後述します。

4．近世～19世紀の内痔核手術の夜明け

18世紀は啓蒙 Enlightenment の世紀と呼ばれ、博愛主義と人道主義がヨーロッパ中で広まりました。英国では中世からの2大病院（St.Thomas 病院と St. Bartholomew 病院）以外に、Westminster 病院、Guy's 病院、St George 病院等の有志立の大型病院

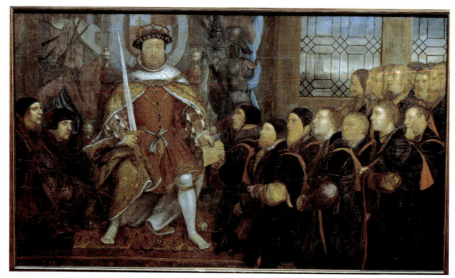

図4　1540年 the Company of Barber-Surgeons の許可状をもつイングランド王 Henry VIII
　　　王に向かってすぐ右に立つのは従医の Thomas Vicary
（Royal College of Surgeons of England の好意による）

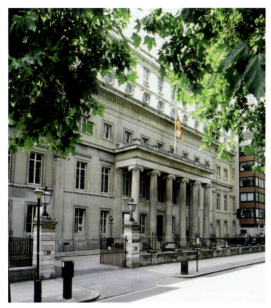

図5 伝統と歴史を感じさせる Lincoln's Inn Fields の Royal College of Surgeons of England 本部
（Royal College of Surgeons of England の好意による）

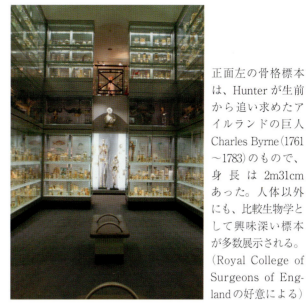

図6 Hunterian Museum ハンター博物館

正面左の骨格標本は、Hunter が生前から追い求めたアイルランドの巨人 Charles Byrne（1761～1783）のもので、身長は 2m31cm あった。人体以外にも、比較生物学として興味深い標本が多数展示される。（Royal College of Surgeons of England の好意による）

が設立されました。また内科医と伍するまで、しだいに外科医の地位も向上し、フランスでは1743年、英国では1745年に外科組合として独立しました。

1739年ドイツの卓越した外科医 Lorenz Heister（1683-1758、図7）の Chirurgie 外科学はイラストの整った最初の教科書の1つで、英語、ドイツ語にも翻訳され、ヨーロッパで広く用いられました。江戸時代の日本にも伝わりました。内痔核の出血に対する治療は、ヒステリー、鬱病、狂気、喘息や他の疾患が防げて軽快するため、中等量ならそのままにしておく。大量の場合は止血する必要があるが、現代の医療水準からみて、古代から行われている出血点を焼灼する方法は乱暴な行為で、むしろ有害であるとしました。痔核の認識は Hippocrates の、治療法には Paré（1510-1590）の影響を受けています。切除する場合は、出血する隆起部分に糸付きの針を通して結紮し、先の部分を切除しました（double ligature：基部を貫通結紮させた2本の糸を上下で結紮する）。小出血はそのままにし（前述の理由から）、止血しない場合はリント布に収斂剤をつけて挿入し、圧迫しました[2]。

焼灼術については否定的でしたが、治療範囲が明確なため、特殊な鉗子とともに後年表舞台に再登場することになります（次報の予定）。

パリの傑出した外科医 Jean Louis Petit（1674-1760、図7）は、痛みの程度から、肛門皮膚と直腸粘膜の感覚の違いに気づきました。痛みのため、粘膜下切除を提唱し、後年 submucosal hemorrhoidectomy の

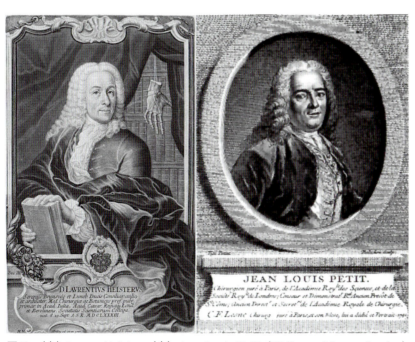

図7 （左）Lorenz Heister （右）Jean Louis Petit（Wellcome Library, London）

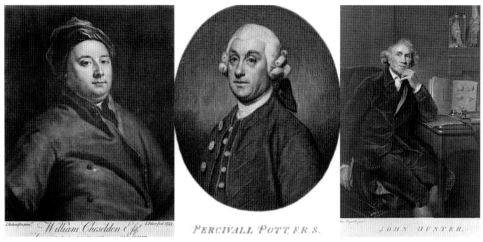

図8 （左）William Cheselden （中央）Percivall Pott （右）John Hunter
（Wellcome Library, London）

父と呼ばれました。結紮の偶発症についての詳述[3]は幾度となく引用されています。

18世紀、英国では外科医の地位の向上に、William Cheselden（1688-1752、図8）、Percivall Pott（1714-1788、図8）、John Hunter（1728-1793、図8）らが貢献しました。

St.Thomas 病院の Cheselden は、整形外科領域と側方切開による膀胱結石摘除で有名です。国王の侍医にもなり、Isaac Newton（1642-1727）の死を看取りました。St.Bartholomew 病院の Pott は整形外科領域と化学物質に寄る発癌（すすと陰嚢癌）で名を残しています。とりわけこの両者に師事した Hunter は、解剖学のみならずショック、出血、凝固等の生理学を外科学に融合させました。これにより外科学を含めた医学は科学的性格を備えるようになりました。Hunter は「実験医学の父」「近代外科学の開祖」と呼ばれます[4]。膝窩動脈瘤の外科治療（側副血行の発見と結紮）がとくに有名です。この3人に共通していることは、内痔核治療に関して、ほとんど記述がないことだとされています[5]。不思議だったので少し調べてみました。

Cheselden はフランス Le Dran の教科書（1749）に補記をしていますが、自身の論文は見当たりません。Pott は、悪性でない脱肛（excrescence）には摘除をすすめました。生命に関わりそうなものには結紮を、その際に正常皮膚をできるだけ含まないように、場所による違いを認識していました。基部の広いものは double ligature で処理しました。結紮が緩い場合には脱落せずに脱出した例も報告しました（これは後年編集されての出版です）[6]。Hunter の主著 Principles of Surgery（Ⅰ～Ⅳ）では、動脈瘤と同じ出血の項目の中に、piles とだけ記載されています[7]。Case book では3例を述べていますが、その3例は中年男性の周期的な痔核出血、不良少年の痔核と舌の静脈瘤（痔核とは無関係！）、保存的治療をした女性についてでした[8]。イングランド王立外科医師会（RCS）にお尋ねしても、Hunter についてはこれ以上の文献はないとのことでした。

St Mark's 病院で John Hunter と痔核治療についてお尋ねしても、少し首を傾げられ、役に立てそうもない…と言われました。唯一、Hunter と St Mark's 病院との接点は、RCS では John Hunter を讃えるため、Surgical science に貢献した者が選ばれて講演（Oration）が隔年で行われるのですが、1983年 Alan Parks が選ばれたことかもしれません（残念ながら講演は実現しませんでした）。

Hunter は世界中から生物や標本を収集したため、本人は「ドリトル先生」のモデルに、その屋敷は「ジキル博士とハイド氏」のモデルになりました。興味深い標本は RCS 内で博物館として展示されています。「The Knife man 解剖医ジョン ハンターの数奇な生涯」という伝記にもなっています。弟子には、種痘（18世紀で最も貢献した医療の1つ）を広めた Edward Jennar（1749-1823）、外科医 Astley Cooper（1768-1841、図9）、内科医 James Parkinson らがいます。

内痔核の治療では、Hunter らの後、19世紀から

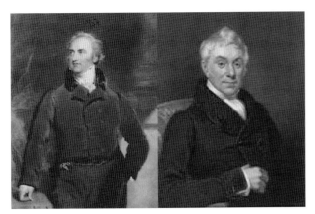

図9 （左）Astley Cooper （右）Thomas Copeland
（Wellcome Library, London）

本格的な外科治療が始まりました。

英国ではJohn Kirby（1818）、George Calvert（1824）、William White（1824）、Frederick Salmon（1831）、Benjamine Brodie（1835）、Astley Cooper（1836）らが外科治療の先駆者でした。最も初期の頃のKirbyは、痔核の基部をピンで引き出しての切除例を紹介しました[9]。

19世紀初頭まで、痔核の外科治療には、切除excisionがよいのか、結紮ligationがよいのかが大きな論争になりました。手術をするにも、当時は麻酔、滅菌消毒、電気メス、抗生剤、点滴はありません。痔核の単純切除は時に致命的な大出血を、結紮は激痛や感染症（破傷風等）を伴いました。病態もよくわからないため、大家が経験した偶発症例について、詳細に引用されました。

Petitは、外痔核を切除後5時間して内痔核腫脹とともに死亡した例、内痔核を結紮して5～6時間後にcolic painと下血があり、結紮糸を切ると軽快した例、同様に絞扼性ヘルニア様にあり死亡した例を報告し、結紮術は行わないと述べました[3]。Brodieは結紮派でしたが、切除を勧められて死亡例を経験し、今後は単純切除のみは行わないと述べました[10]。Cooperも3例の死亡例（2人は出血、1人は腹膜炎）を経験したことから、単純切除より結紮がよいと主張しました[11]。当時はこのように結紮あるいは切除においても、少数でも偶発症が重篤な場合、その後はそちらの術式の適応を律する報告が散見されました。このような積み重ねにより、大きい内痔核には切除ではなく、前述したdouble ligatureによる結紮（切除を含む）に安全面からみてシフトしていったことが示唆されます。

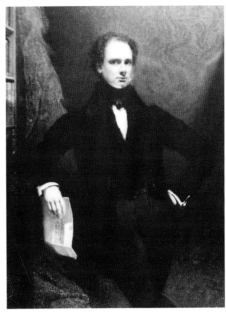

図10 Frederick Salmon
（St. Mark's Hospital, London）

（注）当時の原著から、切除の多くは単純切除と思われます。結紮後について明記されていないものもありますが、単純結紮後でも大きい痔核は切除、double ligature後も切除したと思われます。

当時フランスで流行していた直腸ブジーは、英国にも影響を与えました。Thomas Copeland（図9）は、Petitらの切除および結紮後の切除において、出血、尿閉、痛み等の合併症が多いことを報告しました。そして内痔核患者では肛門括約筋が緊張しており、冷水注入でも効果があることから、マイルドな効果でリラックスさせられる直腸ブジーの有用性を強調しました[12]。さらにMackenzieは自作した円筒形の金属ブジーでの治療例から、あらゆる程度の脱肛hemorrhoidal excrescenceと、時間はかかるが出血にも有効だったと報告しました[13]。彼らは直腸ブジーによる効果として、直接の圧迫により痔核が吸収され、消退する機序を想定していました。

これに対し、後にSt Mark's病院の創始者となるFrederick Salmon（図10）は、1828年Lancet誌上でCopelandに以下のごとく反論しました[14]。

1）痔核の原因はその頭側のStricture（後述）による循環障害である、2）金属ブジーでの治療で治癒するのは、圧迫により痔核が吸収されるのではなく、Strictureがとれるからであり、軽度のものに限られている、3）症例報告では痔核の大きさに注目

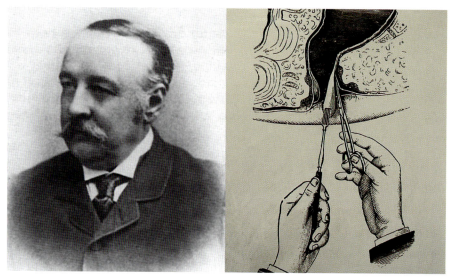

図11 （左）William Allingham （右）Allingham の描いた Salmon の手術
（St.Mark's Hospital, London）

しているが、肝心の全身状態と痔核静脈の記載がない、4）自身はこの時点で切除術を行っており、出血も許容範囲内で、出血した場合は直腸内に冷水を注入することで事なきをえている。

19世紀の肛門科医の間では、このStrictureという用語がよく使われました。SalmonにとってStrictureとは、おおよそですが、腫瘍、結核等の器質的疾患を除外した、炎症や薬物の刺激による直腸の狭窄を意味しました。その存在は長く論争になり[15]、病理学的にも結論はでませんでした[16]。1831年、Salmonは主著の1つで、Strictureの局所療法として、浣腸、収斂剤注入、ヒルや吸角での脱血と並んで、慎重に使用するかぎり直腸ブジーは信頼できる補助的治療の1つであると位置づけました[17]。彼のStrictureの治療は、上質のリネン生地に厚くロウを塗った特製の直腸ブジーを暖めて用いました。通院ごとにだんだん太く長いものに変更しました。また刺激を軽減するための注腸を併用しました。Strictureの治療は、内痔核と直腸脱で一部共通していました[18, 19]。

内痔核の外科治療について、Salmonは諸家の切除か結紮かの報告を分析し、切除が優れていると判断しました。理由として、結紮は痛みが強く、不完全になることもある。また糸は緩んだり脱落したりするので、完全に出血フリーではない。そもそも静脈を結紮するということは不確実な手術であり、また数カ所結紮してから切除する場合、数回手術が必要である、等を挙げました。また単純切除では完全切除を期待でき、局所の痛みも少なく、治癒も早いことも指摘しました。

彼は内痔核の大きさではなく、痔核静脈の状態を重視しました。まず痔核が肛門から脱出しているなら、手元での出血の制御が可能なので、迷わず単純切除としました。切除では血管を分けるので、結紮より大出血の危険は少なく、大出血するのは肝臓や血管に異常がある場合であると考えていました。残念なことにSalmonは、詳細な手技を明らかにしませんでした。切除する方法に触れるのを怠るのは、無分別な放棄による罪ではない、とも述べています[20]。

Salmonの引退後、St Mark's 病院での高弟ともいえるWilliam Allingham（図11）の著書（1871年）により、逆算してさかのぼること35年、1836年ころに、Salmonの術式が完成していたということになり[21]、パイオニアとしてその名が広まりました。その術式は切離後に結紮する excision to ligation というべき方法でした。

終わりに

18世紀から19世紀初頭 Frederick Salmon の登場まで、外科治療を中心に略記しました。内痔核に対する外科療法は、先人たちの試行錯誤の積み重ねにより方向性が決められた側面があることがわかります。

これで話はほぼ第1報に戻りました。次回は少しこれまでの落ち葉拾いをしつつ、Salmonの手術の分析からです。日本でもおなじみのBraatz, Whitehead, Langenbeckらの登場となります。

文　献

1) Cope Z : The separation from the Barbers. The History of The Royal College of Surgeons of England. p 1-6, Anthony Blond Ltd, London, 1959.
2) Heister L : CLXVI The Method of treating the Bleeding Piles II. Of the Several Operations Performed on All Parts of the Body. A General System of Surgery:In Three Parts. translated into English from the Latin of Dr. Laurence Heister, professor of physic and surgery in the University of Helmstadt, fellow of the Royal-Society, London, and of the Royal Academy at Paris, &c p248-249, M DCC XLIII, London, 1743.
3) Petit JL : Des Hemorrhoides extrêmes qui se terminent. Traité des maladies chirurgicales, et des opérations qui leur conviennent : ouvrage posthume, Vol. 2 p136-142, Didot le jeune, Paris, 1774.
4) Gibson T, Hunter J : The Founder of Scientific Surgery. p 1-19, Kingston, Ontario, 1928.
5) Ellesmore S, Windsor ACJ : Surgical History of Haemorrhoids. Sugical treatment of Hemorrhoids. p 1-5, Springer-Velag, London, 2009.
6) Pott P : Observations of Hemorrhoidal Excrescences. The Chirurgical works of Percival Pott To which are added a short account of life of author (&c) by J. Eagle Vol III p187-210, Wood and Innes, London, 1790.
7) Hunter J : Chapter XIX Of hemorrhages and aneurysm. The Works of John Hunter With Notes ed. by Palmer JF Vol I p536, Longman, London, 1835.
8) Hunter J : Piles No 288, 289, 291. The case books of John Hunter FRS ed, by Allen E p200-201, Parthenon Publish, New York, 1993.
9) Kirby J : Observations of the treatment of certain severe form of Hemorrhoidal Excrescence. p 1-56, London, 1818.
10) Brodie B : Sir B. Brodie's Lecture on Hemorrhoids. Medico Chir J 26 : 564-574, 1835.
11) Cooper A : Of pile and hemorrhoids. Principles and Practice of Surgery: Founded on the Most Extensive Hospital and Private Practice During a Period of Nearly Fifty Years. p426-432, E Cox, London, 1836.
12) Copeland T : Observations of the Principal Disease of the Rectum and And ; particularly Stricture of the Rectum, the Hemorrhoidal Excrescence, and Fistula in Ano. p55-71, Smith and Daft, London, 1814.
13) Mackenzie S : Practical Observations, Illustrated with Plates from Nature, and a Variety of Additional Interesting Cases by Means of A Patent Metallic Bougie. p 1-76, J Churchill, London, 1835.
14) Salmon F : On the treatment of piles by F. Salmon, Esq., Surgeon to the General Dispensary. Lancet 1 : 271-273, 1829.
15) Salmon F : Mr Salmon's Reply to Dr O'Beirne. London Med Surg J 4 : 583-588, 1833.
16) Salmon F : Mr Salmon's Reply to Dr O'Beirne. London Med Surg J 5 : 113-117, 1834.
17) Salmon F : Chap VI on the local treatment of prolapse. Practical observation on prolapsus of the rectum. p23-30, Whittaker, Treacher and Arnot, Londfon, 1831.
18) Salmon F : Chapter V On the Introduction and Use of the Bougie. Practical essay on stricture of the rectum. p44-59, WH Cox, London, 1833.
19) Salmon F : Chapter X On pile. Practical essay on stricture of the rectum p150-156, WH Cox, London, 1833.
20) Salmon F : Chapter X On pile. Practical essay on stricture of the rectum. p157-163, WH Cox, London, 1833.
21) Allingham W : Chapter V Operation upon haemorrhoids. Fistula, Haemorrhoids, Painful ulcer, Stricture, Prolapse and Other Disease of the Rectum : Their diagnosis and Treatment, p89-91, J and A Churchill, London, 1871.

内痔核治療の変遷と英国 St. Mark's 病院（VI）

石川 博文

奈良県総合医療センター　外科・中央手術部

[REVIEW]
Changes of the internal hemorrhoids treatment and St. Mark's Hospital in London, United Kingdom (VI)

Hirofumi Ishikawa

Department of Surgery・Surgical Center, Nara Prefecture General Medical Center

---

　まずは昨年6月に英国消化器病学会参加の際に訪れた博物館巡りの続編からです。

§

＜その3．手術博物館＞

　ロンドン塔の近く、Guy Hospital（豪商 Thomas Guy が寄付した病院）の斜め前に、Old Operating Theatre Museum and Herb Garret があります。教会の屋根裏にあるため、狭い螺旋階段を上ります。1822年当時の St.Thomas 病院の女性専用の手術室と付属の調剤室を再現した博物館です。1862年 Nightingale の教唆により St.Thomas 病院は移転し、この手術室は閉鎖され、1957年の発見までそのままでした。私が留学していた St. Mark's 病院では、手術室は"Theatre"と呼ぶと教わりました。その理由はここを訪れてわかりました。手術を見学するために階段状になっています（図1）。当時、外科医は毎回同じフロックコートの術衣を着て、素手で手術を行いました。血液は下の箱にあるおがくずに吸わせました。当時の清潔環境を考えると手術は命がけだったと思います。1847年に麻酔が導入されるまでは手術にはスピードが要求され、体表の手術か切断術が中心でした。また併設された調剤室では各種ハーブ（図2）が調合されました。館内は"昔の病院"のような強い臭いが印象的で、その源は古びた石炭酸の石鹸だとわかりました（図2）。瀉血器具（図2）や麻酔器に混じって1920年代に使われていた痔の治療薬（図2）が展示されていました。研究員の方に肛門の手術についてお尋ねしたところ、器具があるので痔瘻の手術は行われた可能性はあるが、内痔核の手術はわからないというお答えでした。

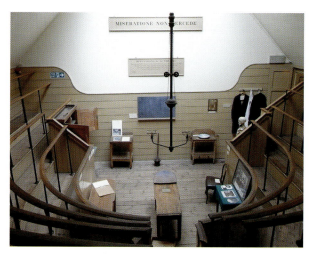

図1　1822年当時を再現した手術室
当時はフロックコートを着た素手の術者が、無麻酔下で手術を行った。前列には助手が、その後方から学生が手術を見学した。
(Courtesy of the Old Operating Theatre Museum and Herb Garret)

（連絡先）石川　博文
　　　　〒631-0846　奈良市平松1-30-1　奈良県総合医療センター　外科・中央手術部
　　　　TEL：0742-46-6001　FAX：0742-46-6011

<その4. ロンドン Science Museum　医学の歴史コーナー>

古代から現代までの治療がジオラマとして展示されていました。手術は最も大きなテーマの1つでした（図3）。Glennの四体液説下では、浣腸（Enema）（図4）は万能薬でもありました。テリアカ（Theriaca）（図4）の製法は秘法で、儀式も必要とされました。その成分と薬効や伝播は興味深い学問になります。本邦でも古くから"底野迦"と知られていました。瀉血に用いた小刀（lancet）と蛭（leeches）の容器等も多数展示されていました。

— § —

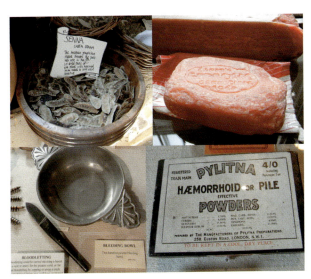

図2　調剤室の展示物
（左上）調剤のための各種ハーブ　（右上）石炭酸の石鹸　（左下）瀉血用のメスと血液の受け皿　（右下）痔核の治療用内服薬
(Courtesy of the Old Operating Theatre Museum and Herb Garret)

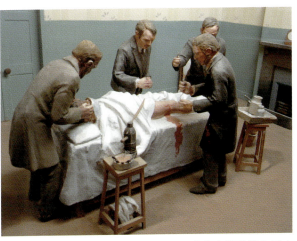

図3　19世紀後半の石炭酸噴霧下での全身麻酔手術のジオラマ
当時術衣や手術用グローブは発明されておらず、清潔環境は完成していなかった。
(Courtesy of the Science Museum, this images is credited to the Science Museum)

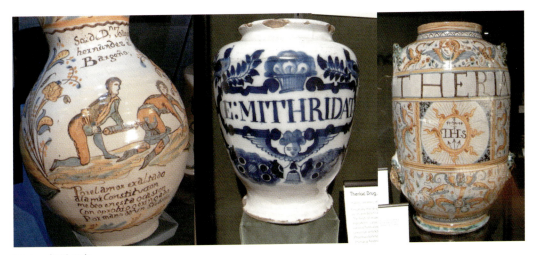

図4　各種の壺
（左）浣腸の絵が描かれた17世紀のスペイン製水入れ　（中央）解毒剤の元祖であったミトリダリム Mithridate と書かれた壺　（右）ミトリダリムからの抽出物を基に、毒蛇の肉や蜂蜜を加えてつくられた万能薬 テリアカ Theriaca の壺
(Courtesy of the Science Museum, the images are all credited to the Science Museum)

表　内痔核治療にかかわる重要な医学的史実（1836-1937）

1836年	英国　St.Mark's 病院　Salmon　Ligation 法（Excision to Ligation 法）
1846年	米国　マサチューセッツ総合病院　Morton エーテル麻酔による全身麻酔に成功 アイルランド　Cusack　圧挫焼灼法
1847年	英国　Simpson クロロホルム全身麻酔の臨床応用 オーストリア　Semmelweis 塩素水による手洗いを提唱（産褥熱は接触感染が原因と推測）
1850年	フランス　Chaussaignac　Écraseur 法
1853年	フランス Pravaz とスコットランド Wood　注射器の発明（皮下注射） 英国　Snow エリザベス女王にクロロホルム麻酔（無痛分娩）
1857年	ドイツ Langenbeck　圧挫焼灼法
1865年	英国　Lister　フェノールによる実用的な消毒法を開始（フランス Pasteur と交友）
1868年	英国　Lister　クロミックカットグットを開発（＝明治元年）
1871年	英国　St.Mark's 病院 Allingham　教科書に Salmon の手技を報告
1877年	ドイツ Koch　顕微鏡で炭疽菌を同定　化膿は菌が原因　術衣を含めた全体を無菌へ
1878年	米国　Mathews　St.Mark's 病院から帰国　米国の Coloproctology の躍進が始まる
1879年	米国　Andrews　Quack（偽医者）から得た成分由来のフェノール法が医学的に認知 フランス パスツール研究所　Chamberland　高圧滅菌器（オートクレーブ）を開発
1882年	英国　Whitehead　肛門上皮から直腸下部を環状切除する Whitehead 法
1887年	英国　Whitehead　続報
1890年	英国　Lister　術野へのフェノール散布を中止（空気感染の可能性は低いため） 米国 Halsted　手術用ゴム手袋を考案　現在の手術環境が完成
1899年	ドイツ Bier　脊椎麻酔の臨床応用
1900年	英国　Goodsall & Miles 教科書
1903年	アイルランド　Mitchell　切除縫合法
1908年	ドイツ　Braatz　切除縫合法
1919年	英国　Gordon 病院 Miles　痔核の好発部位と Low ligation 法
1937年	英国　St.Mark's 病院 Milligan と Morgan　解剖学的知識に基づいた Milligan-Morgan 法を考案

5．内痔核手術の変遷
Salmon から　Milligan-Morgan へ

19世紀中頃から20世紀にかけて麻酔法と消毒滅菌法が発明され、手術環境は現在の原型が完成しました。

内痔核に対する新しい治療法を含めた、関連する史実を表にしました。

欧米では伝統的に全身麻酔下で内痔核切除術は行われていますが、導入当初は患者が死に近づくような印象があったため、外科医は麻酔に抵抗しました。当初 Salmon は括約筋の緊張が低下し、出血の可能性があるという理由から麻酔を好みませんでした[1]。しかしながら、当時の麻酔の第一人者 Snow は、麻酔によって出血は増えなかったと後に述懐しています[2]。皮下注射について、Allingham はコカインとモルヒネの局所注射は長時間作用するため有効だったと報告しました[3]。

英国では1760〜1830年ころ産業革命が起こり、石炭からコークスをつくる過程でできた副産物が石炭酸　フェノールでした。この石炭酸は消毒と硬化療法で2度登場することになりました。石炭酸を川に廃棄すると透明になったという新聞記事がヒントになり、Joseph Lister（1827-1912、図5）の消毒法が生まれました[4]。当初、彼は敗血症を空気感染と考えており、手術機器を石炭酸で消毒し術野に石炭酸を噴霧する噴霧法を考案しました（図3をご参照ください）。カットグットは羊の腸から作成され、中世から楽器の弦として用いられていました。Lister はクロム酸につけて耐久性をもたせたクロミックカットグットを開発しました。

時代背景としてもう1点だけ追加します。現在の

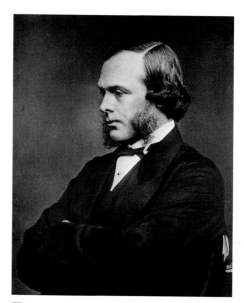

図5　Joseph Lister
Louis Pasteur と交友があった
（Wellcome library, London）

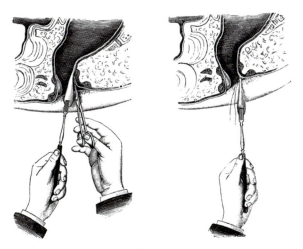

図6 Salmon の手技 文献6）から
（左）フックで痔核を牽引し、鋏で粘膜─皮膚移行部から左右の頭側に切開.
（右）痔核の基部で結紮し、そのまま放置した.

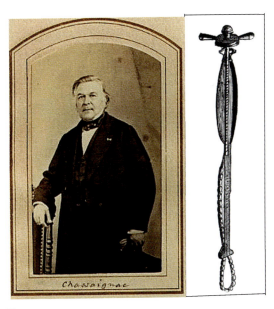

図7
（左）Édouard Pierre Marie Charles Chassaignac（Courtesy of Duke University Library, USA）
（右）Chassaginac の straight type の Écraseur（係蹄切断チェーン）（A Catalogue of Surgical Instruments, Arnold & Son, 1876 p100-101 Écraseur から）

医学部の受験競争には激烈なものがありますが、当時は講習と実習のみで割と簡単に外科医になれたため、街には医学生があふれました。彼らは放蕩生活を送ったために1820～40年代には大きな社会問題となりました。そのため、1860年代から医学校がイメージ改善に努めました[5]。

Allingham は1871年に Salmon の手術について報告し[3]、1888年に初めて手術のシェーマを示しました[6]。Allingham によって明らかにされた Salmon の術式は、Ligature（Ligation）と分類されることが多いのですが、正確には Excision to ligature というべきものでした。フックで痔核を牽引し、鋏で切開を粘膜─皮膚移行部から左右の頭側に延長しました。血管はすべて頭側からなので出血の心配はありませんでした。痔核の基部で結紮し、当初はそのままでしたが、後に絹糸が抜けない程度に痔核を切除するようになりました（図6）。Allingham は Ligation 法による他の著名な外科医の敗血症と破傷風による死亡者数をすべて列挙し、Ligation 法は安全であると主張しました[6]。

しかし、消毒滅菌と抗生剤が発見されるまで、一般的には結紮や縫合の後は二次治癒で治りました[7]。Salmon の手術は（他の手術と比較して安全ではあるものの）、疼痛と術後の高位での狭窄（肛門管上縁に達する）の可能性があったため、スタンダードになるには至りませんでした。

19世紀後半から、内痔核に対する多種多様な治療法が考案されることになりました。20世紀初頭にかけての内痔核の治療に関しては興味ある方法がありました。分類としては、Allingham らを参考にしたとする米国 Samuel Goodwin Gant の教科書のものがもっとも簡明でしたので、1910年の第3版から引用します[8]。下記の11の治療法が記載されていました。この中には歴史の風雪に耐えた治療法も含まれます。

[TREATMENT OF INTERNAL HEMORRHOIDS]
1．Application of chemical caustics
2．By the Écraseur　3．Crushing　4．Dilatation
5．Cauterization（1）by puncture（2）linear（3）by galvanic cautery wire
6．Injection of caustic and astringent solutions
7．Whitehead's operation of excision
8．Ligature（Bodenhamer's modification）
9．Ligature　10．Clamp and cautery
11．Submucous ligation（Rickets）

上記のうち、外科治療を中心に略述します。

2．Écraseur とはチェーンで絞めて切断する方法で、1850年 Paris のフランス外科学会で Édouard Pierre Marie Charles Chassaignac（1804-1879、図7）が器具を披露しました[9]。ユニークな方法でし

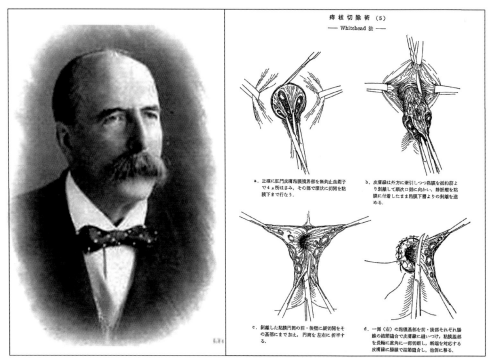

図8
（左）Walter Whitehead （Courtesy of John Cassidy: Manchester Sculptor）
（右）手技のシェーマ（西村光郎、大野茂助：痔核切除術（5）Whitehead法．腹部外科手術書、p549、南山堂、東京、1968．）

たが、残酷さだけでなく、正確に摘除できるかどうか、術後の出血、長引く疼痛と狭窄が問題になりました。他の部位のポリープ等にも応用されました。

3．Crushingとは器具で圧挫する方法で、Pollock, Allinghamの圧挫器がありました。止血に問題があり、小さいものには有効でしたが、硬化療法に替わりました。

5．Cauterization（1）by puncture は、Hippocratesの時代から存在する焼ゴテによる焼灼法Cauteryです。熱した金属ゴテを用いて痔核の頂部から焼灼しました。焼灼深度の調節ができず、痛みも強く、再発も多かったために他の治療法に替わられることになりました。

7．Walter Whitehead（1840-1913、図8）は1882年[10]と1887年[11]の2回にわたり、Whitehead法 環状切除法を報告しました（図8）[12]。1882年には術式とその長所を、1887年には300例の成績を報告したうえで、Salmonらの結紮術や、その他の従来の方法での不利益を論じ、それらを避けるためにこの術式が考え出されたと述べました。そして、それぞれの痔核は共通のものであるため、その病変 pile bearing areaの一括摘除が必要であると主張しました[13]。

Allinghamは、Whiteheadのほぼ全文を引用して批判しました。まず、個々の痔核は異なっており、同じ方法で治療すべきではない[6]。理論的にはperfectだが実際には不要で、最も行ってはいけない手術である。ロンドンの市中病院で行われている成績をみると、狭窄、知覚の消失、粘膜の脱出による違和感と出血がある。適応としては、まれであるが全周性の痔核を切除しなければならないとき、この術式は簡便で早く、安全なため良いであろうと結論しました[14]。Whitehead法は、欧米では広くは受け入れられませんでした。St. Mark's病院では1909年には33.3％に施行されましたが、1920年の段階で2.4％と激減しました[15]。一方、本邦では1959年の第13回日本直腸肛門病学会のアンケート報告では、全体の60.7％に行われていました。これは根治性を求める外科医の姿勢によることが推察されました[16]。Whitehead法にはBuie、Rand等の変法があり、現在でも一部の施設で施行されています。

9．Ligation法についてGantは、Hippocrates、Glennの時代から継承された術式であるとし、前述のAllinghamの教科書からSalmonの術式を記載しました[8]。とくに安全性については1000例以上の手

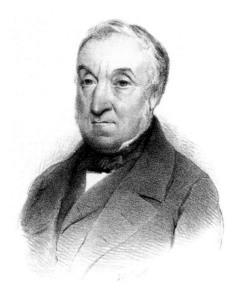

図9　James William Cusack
大胆で機敏、かつ躊躇のないメスさばきで知られた。
Lithograph attributed to O'Neill H, printer Hanhart M & N
(Image Courtesy of the National Library of Ireland)

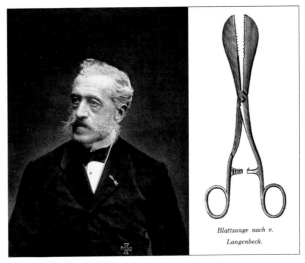

図10
(左) Bernard Rudolf Konrad von Langenbeck
当時のドイツの外科の大御所、帝王であり、Theodor Billroth の師匠だった　(Wellcome library, London)
(右) Langenbeck 翼状鉗子
三輪徳寛：三輪外科叢書　第二編　痔編、p151、吐鳳堂、東京、1930から（大阪大学付属図書館　生命科学図書館所蔵）

術で死亡は1例のみ、破傷風の発症は4例でしかも流行が原因であったことから、優れた方法であると述べました。Miles も Ligation 法を first choice であるとしました[17]。

10. Clamp and cautery 法は、1846年 James William Cusack（1788-1861、図9）の報告[18]が最初とされます。Cusack の手技は、先端に革を被せて冷やしておいた鉗子を用いて痔核を挟み込み、挟んだ基部の左右から、白色まで熱した焼ゴテを当てて切除するというものでした（編集者が Cusack の手技として、「　」に付け加えていました）。

本邦では Bernard Rudolf Konrad von Langenbeck（1810-1887、図10）の手技として知られます。Langenbeck 翼状鉗子は、熱を伝えない工夫がされていました（図10）。経験に基づいた両者の手技は、摘除してから出血部位をコテで止血していた時代より、確実性と安全性において科学的でした[12]。後年 Henry Smith の考案した鉗子により一時的にリバイバルしたのですが、破傷風と敗血症、退院後のひどい痛みの例もあり、結紮法より優れているとはいえませんでした[6]。

少し話は逸れます。焼灼法として Langenbeck の引用は多いのですが、すべて報告年のみで、正確に引用された論文の記載は見つかりませんでした。検索すると1857年から1870年にかけて数件の報告[19-24]が見つかりました。最も引用されている1870年について、ロシア語からドイツ語に翻訳された書籍で詳細に Langenbeck の手技が補筆されたものが見つかり、これが参考にされた可能性が示唆されました[24]。これらすべては他の著者による報告でした。検索した限りからですが、Langenbeck に関して自著でなく他の著者の伝聞が引用されていたと思われます。つまり、Salmon と Cusack の場合と同様に Langenbeck も他の著者からの報告により、後世に名を留めることになった可能性が高いと思われます。

50歳代前半以上の先生方は、内痔核の手術の講義で、Langenbeck、Whitehead、Braatz の手術を習われたことと思います。ドイツ医学を導入した日本では、焼灼法＝Langenbeck、切除縫合法＝Braatz でしたが、英国では、焼灼法は Cusack、切除縫合法は Mitchell が代名詞となっています。記載のなかった切除縫合法について補足します。

Egbert Braatz（1849-1942、図11）については、

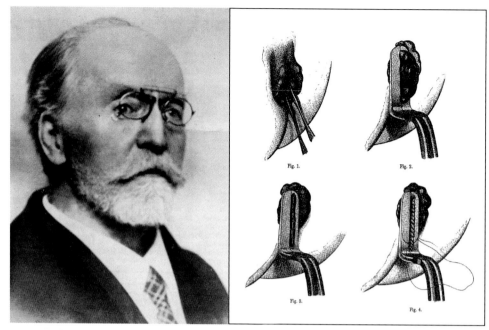

図11 （左）　Egbert Braatz（文献26から）
　　　（右）　Braatzの手技（文献27から）
大きい鉗子で痔核を把持し（左上）、Jones翼状鉗子で基部を前後方向に把持し直す（右上）。痔核を焼灼せずに3mmほど残して切除する（左下）。細いカットグットで往復の連続縫合する（右下）。出血があれば絹糸で追加縫合した。

実在しなかったのではないかと思われる[25]ほど資料は限られていました。資料が少なかったのは、彼の勤務していたKönigbergという都市は当時の東ドイツ（プロシア）で、第二次世界大戦後にロシア領Kaliningradになったためでした。当時のKönigsberg大学の資料を管理している部門を探してお尋ねしましたところ、廻り回ってNuemann-Meding先生（wikipediaをご参照ください）からお返事をいただき、私蔵の資料を送っていただくことができました。先生は日本からのメールに大変驚かれていました。Braatzは細菌学、麻酔学も修めましたが、ドイツではあまり有名な外科医ではなく、優しい人柄だったと教えていただきました[26]。

Braatzは焼灼法での術後出血を防ぐために、Jones鉗子で把持した痔核を切除し、連続縫合を行いました（図11）[27]。本邦でもBraatz法の成績と皮膚との瘻孔等の合併症が報告されています[28]。しかし、Braatzの原著をよく読むと、外科医には得意の手技があると思われるので、1つの手技にとらわれず、optionを多く用い、いつも最良の方法を選ぶことと書かれてあります。

慶應義塾大学放射線科の藤浪剛一先生が、東京大学皮膚科時代に翻訳されたものが入手可能です[29]。Braatzは自分の手技の1つが紹介された日本でBraatz法と呼ばれ、成績を報告されているとは夢にも思っていなかったことでしょう。2年近くかかりましたが、今回Braatzの写真を紹介できて嬉しく思います。

Arthur Brownlow Mitchell（1865-1942、図12）はアイルランドの外科医で、痔核の切除縫合法[30]のみならず、胃十二指腸等の深部内臓の手術も試みました。

Salmonの手術が編み出された当時は無麻酔でしたので、切離ラインと手術操作にはおのずと限界がありました。繰り返しになりますが、この術式は安全面は折り紙付きでしたが、広範囲に痔核と粘膜を切除するため、高位での術後狭窄が問題であると認識されていました。19世紀後半から導入されたクロロホルム（後にジエチルエーテル）による全身麻酔下では、より肛門側の皮膚切離が可能となり、術者の手技にも裁量ができました。Milesは1900年Salmon手術のfurther modificationとして、U時に切開（肛門側の皮膚を頂部にして、左右は粘膜―皮

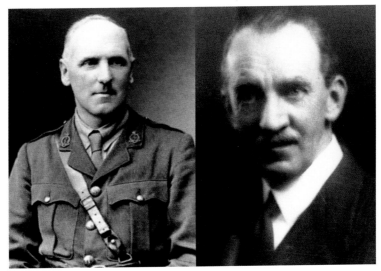

図12 （左）Arthur Brownlow Mitchell
A Dictionary of Ulster Doctors（who qualified before 1901）Volume Ⅱ completed by Clarke RSJ p 752から（Courtesy of Ulster Historical Foundation）
（右）John Percy Lockhart-Mummery
St. Mark's 病院で最も多くの論文を執筆し、Miles の好敵手であった（Courtesy of St. Mark's Hospital, London）

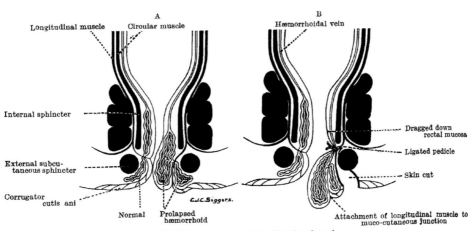

図13 Milligan と Morgan による肛門管の外科解剖とそれに基づく手術
切除端が頭側に引き込まれて瘢痕狭窄を防ぐために、縦走筋組織と結紮した（右図）。
（Courtesy of St. Mark's Hospital, London）

膚移行部まで）し、痔核と肛門上皮を尾側へ押し出して結紮し切除する手技を紹介し[16]、1919年にⅤ字切開に変更して自分の手技として報告しました[31]。結紮した痔核は Salmon と同様に切除しませんでした。その成績について、術後約20時間は排尿困難を伴い、疼痛には覚醒直後からモルヒネの皮下注射を要したが、100％成功したと報告しました。1934年 St. Mark's 病院の John Percy Lockhart-Mummery (1857-1957、図12) は Salmon の手技に加えて、痔核結紮部を創部の尾側縁と縫合することにより狭窄予防を試みました。これは Salmon と Whitehead の中間に位置する術式でしたが[32]、広くは受け入れられませんでした。1937年 St. Mark's 病院の Milligan と Morgan は Lancet 誌に「肛門管の外科解剖と内

痔核の外科治療」という論文を報告しました[33]。後にMilligan-Morgan手術といわれるものです。この手技はMilesとほぼ同じ切離ラインで同じ操作でしたが、大きく異なったことは、痔核を切除した上で痔核と一緒に引き下ろしてきた粘膜と支持組織を、内外肛門括約筋間の連合縦走筋と結紮したことでした（図13）。この操作により、創が頭側に引き込まれて術後の高位狭窄になることが防がれました。

St.Mark's病院はもともとLigation法のメッカであり、その志のものが集まっていました。Whitehead法を含む新しい術式が報告される度に試みたものの、結局Ligation法に戻り、さらに鍛えて強靭なものにしていきました。そして1937年に報告されたこの外科解剖に基づいたMilligan-Morgan術は世界のスタンダード手術と認められ、内痔核に対する手術はこの術式に収束していくことになりました。Ligation法を区別するために、Salmonの手術はHigh ligation法、MilesとMilligan-Morganの手術はLow ligation法と呼ばれます。

終わりに

今回は教科書で習った高名な先生方を軸にして、滅菌消毒と麻酔の話を盛り込みました。創設当初はどちらかというとアウトサイダー的だったSt.Mark's病院ですが、このようなacademicな臨床の積み重ねから、大腸肛門疾患診療の中心的な地位を占めるようになりました。今回で論文探しの探偵のような気分も一段落しました。次回で最終回の予定です。痔核の新しいetiologyと最近の治療法について可及的に網羅する予定です。

謝　辞

今回の第6報の執筆にあたり、資料探索にご協力いただきました大阪大学付属図書館　生命科学図書館のレファレンス・スタッフの皆様に心からお礼を申し上げます。

参考文献

1) No.II Chloroform in operation on the rectum, Practice of Medicine and Surgery - St. Mark's and other Hospitals. The Medical Times and Gazette 14 28th Feb, p213-214, John Churchill and Sons, London, 1857.
2) Snow J: Operation for hemorrhoids and prolapse ani. On Chloroform and other anesthetics: these action and administration edited by Richardson BW, p307-308, John Churchill, London, 1858.
3) Allingham W: Chapter V Operation upon haemorrhoids. Fistula, Haemorrhoids, Painful ulcer, Stricture, Prolapse and Other Disease of the Rectum: Their diagnosis and Treatment, p89-91, J and A Churchill, London, 1871.
4) Lister J: On the antiseptic principle in the practical surgery. Br Med J 2: 246-248, 1867.
5) Waddington K: Mayhem and Medical Students: Image, Conduct, and Control in the Victorian and Edwardian London Teaching Hospital. Social History of Medicine 15: 45-64, 2002.
6) Allingham W, Allingham HW: Chapter X Operations upon haemorrhoids. The diagnosis and treatment of disease of the Rectum: Their diagnosis and Treatment, 5th edition, p143-148, J and A Churchill, London, 1888.
7) Watt JM, Bennett RC, Duthie HL, et al.: Healing and pain after haemorrhoidectomy. Br J Surg 51: 808-817, 1964.
8) Gant SG: Chapter XXIX Internal hemorrhoids. Diagnosis and treatment of diseases of the rectum, anus and contiguous textures. p429-472, Davis, Philadelphia, 1910.
9) Désiron Q: History of Instrumental homeostasis and the particular Contribution of Jules E Péan. Act chir belg 107: 88-95, 2007.
10) Whitehead W: The Surgical Treatment of Hæmorrhoids. Br Med J 1: 148-150, 1882.
11) Whitehead W: Three Hundred Consecutive Cases of Hæmorrhoids Cured by Excision. Br Med J 1: 449-451, 1887.
12) 西村光郎, 大野茂助：痔核切除術（5）Whitehead法. 腹部外科手術書, p549, 南山堂, 東京, 1968.
13) Gant SG: Chapter XIX Treatment of Internal hemorrhoids. Diagnosis and treatment of diseases of the rectum, anus and contiguous textures. p194-227, Davis, Philadelphia, 1896.
14) Allingham W, Allingham HW: Chapter X Operations upon haemorrhoids. The diagnosis and treatment of disease of the Rectum: Their diagnosis and Treatment, 7th edition, p133-175, J and A Churchill, London, 1901.
15) Granshaw L: Chap. XII An established specificity. St Mark's Hospital, London, p238-239, King Edward's Hospital Fund for London, London, 1985.
16) 松田保秀：結紮切除術の変遷および適応と限界. 日本大腸肛門病会誌 56：791-797, 2003.
17) Goodsall DH, Miles WE: Chapter VIII Hemorrhoids or piles. Diseases of the anus and rectum, p251-311, Longmans, Green & Co., London, 1900.
18) Cusack JW: Cases of Hamorrhoidal Tumours treated with Nitric Acid in the year 1833. Dublin Quarterly J Med Sci 2: 562-564, 1846.
19) Dr von Sprengler: XIX Cauterisation, Bericht über die Leistungen im Gebiete der operativen Chirurgie, Verbandund Instrumenten-Lehre. Canstatt's Jahresbericht über die Fortschritte der gesammten Medicin in allen Ländern redigirt von Scherer, Virchow, Eisemann und Friedreich, p267-270, Stahel, Würzburg, 1857.

20) Ravoth PWT：c. Für die Hämorrhoidälknoten, Die Operation der phlebectasien. Grundriss der Akiurgie, p83, Veit & Comp, Leipzig, 1860.
21) Günther GB：Operation der Hämorrhoidalgeschwülste. Leitfaden zu den Operationen am menschlichen Körper nebst Anweisung zur Uebung derselben am Leichname für praktische Wundärzte und studirende, p31-42, Winter, Leipzig und Heidelberg, 1861.
22) Simon G：3. Operation zur Exstirpation degenerierter Hämorrhoidalknoten, Mittheilungen aus der chirurgischen Station des Krankenhause zu Rostock. Deutsche Klinik Zeitung für Beobachtungen aus deutschen Kliniken und Krankenhäusern, Volume 18 redigirt von Göscen A, p449-451, Georg Reimer, Berlin, 1866.
23) Simon G：Mittheilungen aus der chirurgischen Station des Krankenhause zu Rostock. Centralblatt fur die medicinischen Wissenschaften redigirt von Hermann L, p200-201, August Hirschwald, Berlin, 1867.
24) Julius von Szymanowski, Uhde CWF：Operation der Häemorrhoiden. Handbuch der operativen Chirurgie, p427-432, Friedrich Yieweg und Sohn, Braunschweig, 1870.
25) 三枝純郎：4．ブラーツ先生とは誰のこと，第五章　旧ドイツ医学のプロクトロギー音痴の証明．肛直外科迫害史，p56-57，羽衣出版，静岡，2006．
26) Scholz H：In memoriam Geh. San.-Rat Dr. med. Egbert Braatz. Ostpreußische Arztfamilie 1963, Adventsrundbrief：p 15-16（mit Abbildung）.
27) Braatz E：Die chirurgische Behandlung：der Hämorrhoiden. Therapeutische Monatshefte 22：111-114, 1908.
28) 三枝純郎：ブラーツ氏手術の欠点及び肛門手術原則につき．日本直腸肛門病誌 17：13-22, 1961.
29) 藤浪剛一（譯）：痔核ノ外科的療法／ブラーツ述．臨床彙講 24：573-577, 1908.
30) Mitchell AB：A simple method of operating on piles. Br Med J 1：482-483, 1903.
31) Miles WE：Observations upon internal piles. Surg Gynecol Obstet 29：497-506, 1919.
32) Lockhart-Mummery JP：Chapter V Hemorrhoids. Diseases of the rectum and colon and their surgical treatment, P64-109, Bailliere, London, 1934.
33) Milligan ETC, Morgan CN, Jones N, et al：Surgical anatomy of the anal canal, and the operative treatment of haemorrhoids. Lancet 230：1119-1124, 1937.

内痔核治療の変遷と英国 St. Mark's 病院 (VII)

石川 博文

奈良県総合医療センター 外科・中央手術部

[REVIEW]
Changes of the internal hemorrhoids treatment and St. Mark's Hospital in London, United Kingdom (VII)

Hirofumi Ishikawa

Department of Surgery・Surgical Center, Nara Prefecture General Medical Center

---

1999～2000年の2年間英国 St. Mark's 病院に留学後、昨年までに英国消化器病学会 British Society of Gastroenterology (BSG) の発表のため5回渡英しました。

BSG はすべての科が集まる英国で最も大きな国際学会の1つです。最も印象深かったエピソードを1つご紹介します。

§

Prof. RJ Nicholls (図1) は自他ともに認める大腸肛門疾患の権威で、St. Mark's 病院で Clinical Director を長く務めました。現在は Harley Street で開業されています。本邦では潰瘍性大腸炎に対する pouch operation で有名です。2009年 Birmingham での BSG での印象的な出来事です。肛門疾患の口演発表のセッションでした。Nicholls は正面前から数列目に座りました。周囲には誰も座りません。演者が発表し、フロアからの質疑応答の後、座長が Nicholls に意見を求めて、演者を含めた3人での討論が始まりました。彼の低音でゆったりした響くような英語は、われわれ日本人にもすべて理解できます。3人での討論が終了後、演者は壇上から降りて Nicholls の横にすっと座って談笑し、挨拶して去りました。これが2時間繰り返されました。休憩中は

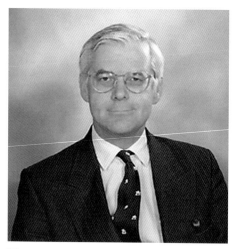

図1 John Nicholls
(Courtesy of St. Mark's Hospital)
肛門疾患、IBD の pouch operation で知られる。

若手の医師にぐるりと取り囲まれ、私は挨拶しようにも接近することができませんでした。次のセクションでも同じことが続きました。座長には Nicholls がどう考えるか興味深かったのでしょう。演者にとっては、Nicholls に直接に的確に評価してもらうことはなにより貴重な機会だったのでしょう。権威というものがどういうものかを背中で教えていただいたように思いました。

§

(連絡先) 石川 博文
〒631-0846 奈良市平松1-30-1 奈良県総合医療センター 外科・中央手術部
TEL: 0742-46-6001 FAX: 0742-46-6011

6．内痔核治療の大きな転換
Thomson の Sliding anal lining theory

　20世紀半ばから初期の抗生物質が製造されるようになり、現在と同様の周術期環境が完成しました。前号に続き、内痔核に対する新しい治療法を含めた関連する史実を表にしました。これまでの全身麻酔、滅菌法に加えてサルファ剤、とくに抗生物質がAlexander Fleming（1881-1955、図2）により発見され大量生産されるようになったことから、外科学の領域が格段に広がりました。以下、この表の順に略述します。

　前回、内痔核の手術でMilligan-Morgan法（手技的にはLigation and excision、以下MM法と略）がスタンダードとなり、大きな進歩を遂げたと述べました。しかし正直、私は連合縦走筋に固定した記憶はありません。これは英国でも同様でした。厳密なMM法でなく、単なるLow ligationが主流となっていました。この方法では、遷延する傷と痛み（MM法）と狭窄（Salmon法）の両方の合併症を引き起こす可能性がありました。

　MM法が標準手術とされている間にSt.Mark's病院では次なる手技が試みられました。

　ParksのSubmucosal hemorrhoidectomyです[1]。これはSalmonの高位までの狭窄とMM法の痛みを減じることが目的でした。

　彼は顕微鏡を用いた肛門管の解剖論を展開しました。

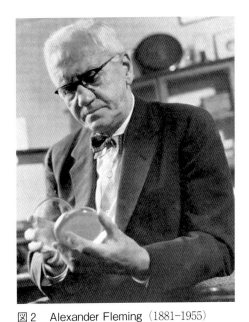

図2　Alexander Fleming（1881-1955）
（Wellcome Library, London）
第一次世界大戦でガス壊疽などの感染症と戦場で直面したことから、感染症治療を改善する薬剤の探求に情熱をそそいだ。リゾチームとペニシリンという抗菌性を有する2つの物質を発見したが、全くの偶然の産物であったとも伝えられている。

歯状線背側で内括約筋から粘膜を固定している靭帯をMucosal suspensory ligament（MSL）と名付けました。MSLをアンカーにして、粘膜下組織は可動性があり、MSLが緩い、消失した例は手術、MSLが残っているものは硬化療法と判断し、初めて支持組織の重要性を認めました[1]。

表　内痔核治療にかかわる重要な医学的史実（続）（1937―現在）

1937年	英国	St.Mark's 病院 Milligan と Morgan　Milligan-Morgan 法を考案
1939年	ドイツ	Domagk　抗菌剤サルファ剤（葉酸の合成阻害）の開発
1940年	日本	日本直腸肛門病学会設立（後の大腸肛門病学会）
1942年	英国	ペニシリンGの単離　大量生産され第二次世界大戦で活躍
		（1928年 英国 Fleming　青カビから抗生剤ペニシリンを発見）
1945年	英国	Fleming らペニシリン発見の業績によりノーベル医学生理学賞
1956年	英国	St.Mark's 病院　Parks　submucosal hemorrhoidectomy
1959年	米国	Ferguson　closed hemorrhoidectomy
1963年	米国	Barron ゴム輪結紮法
1970年代―		内痔核を物理的に破壊する新しい方法（Cryotherapy, 赤外線, laser 等）の開発
1975年	英国	Thomson　内痔核の原因として Sliding anal cushion theory を提唱　主流となる
1979年	中国	史 兆岐　消痔霊が認可
1990年	日本	一部専門病院で Day Care（日帰り）治療の開始
1995年	日本	守永　痔核動脈結紮器 モリコーン開発　欧米で HAL（-RER）の基礎となる
1998年	イタリア	Longo　PPH 法
2005年	日本	ALTA 製品化

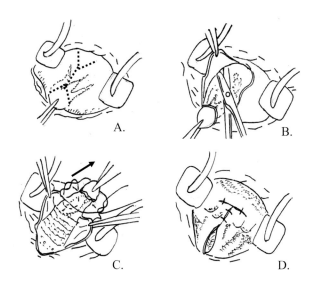

図3　Parks の submucosal hemorrhoidectomy
（A）内痔核を透見し、エピネフリン入りの生理食塩水を局注し、層をつくる。（B）フラップを作るように切開し、粘膜下を剥離し、把持した内痔核を肛門側から掘り起こす。（C）基部を結紮切除。（D）フラップ状の粘膜は緩く寄せる程度で、小さければ縫合しないこともあり、余った部分は切除した。内括約筋はカバーした方が良いとした。

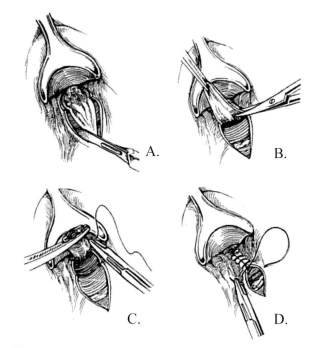

図4　Modified closed hemorrhoidectomy
（http://surgerynote.wikispaces.com から）
（A）細い卵型に粘膜と anoderma を切離。（B）内括約筋を温存する層で、慎重に鋏で頭側に剥離。（C）痔核の基部を貫通結紮して切除。（D）連続縫合で閉鎖するが、dog ear と anoderma が肛門側にずれることは防ぐよう心がけた。

　Thomson が命名したトライツ靭帯は連合縦走筋から枝分かれし、内肛門括約筋を貫いて被うように存在するので（後述）、現在では MSL はトライツ靭帯の一部を示していたものと考えられます。

　Parks の手技は、まずエピネフリン入りの生理食塩水を局注し、層をつくります（図3）。フラップを作るように切開し、粘膜下を剥離し内痔核を肛門側から掘り起こし、結紮切除しました。フラップ状の粘膜は小さければ縫合しないこともあり、縫合しても緩く寄せる縫合で、余った部分は切除しました。内括約筋はカバーした方が良いとしました。この術式は習得が困難であったこと、時間がかかる割に痛みや合併症の発生率が変わらなかったため、一般的には受け入れられませんでした。

　1959年米国 Ferguson は closed hemorrhoidectomy を報告しました[2]。これは手技のみの論文で、結論として痔核を完全に切除する、連続縫合した後、肛門管は 2/3 が真皮で被われると書かれていました。手技はジャックナイフ位で、専用の Ferguson-Hill 筋鉤を用いました（図4）。

　Parks の手術と比較すると、痔核の anoderma と余った分を切除する以外、ほぼ同じであることがわかります。両者の直接の比較試験はなされませんでした。Ferguson 法は米国で支持され、現在でも手術での主流となっています。

　静脈瘤を摘除する手技については、この2つの手技でいったん出尽くした感があります。

　その後、切除範囲と高さ、創の閉鎖の程度、新しい手技での切除の方法、の3つの組み合わせで、種々の報告がありました[3-5]。トライアル同士の比較も行われました。しかし明確に MM 法を上回るものはありませんでした。

　Parks の手技自体は Classic となり伝わっていませんが、1956年の Parks の教えとは、閉鎖、開放を問わず、anoderm と rectal mucosa の切除は狭窄の予防のため最小限に、痛み予防のため pedicle の結紮は知覚のない肛門管内で行うことであり、いまでも生きているといえます。

　大腸肛門ご専門のベテランの先生のなかには、St. Mark's 病院の名を耳にし、一度は憧れの念を抱かれた方はおられると存じます。

図5は1958年大腸癌手術の大御所William Gabrielのfinal operationの記念写真です。当時のSt. Mark's病院では65歳で引退し、記念手術の前に写真撮影が行われました。若き日のParksやGoligher、MilliganとMorgan、Lloyd-Daviesらの高名な先生方が集合した貴重な写真です。個々の手技、技量等については、本邦で初めてClinical FellowとしてSt. Mark's病院に留学された慶應大学の守谷孝夫先生の報告から、当時の様子を窺い知ることができます[6]。

　この中でJohn GoligherはSt. Mark's病院で定年を迎えず（在籍1946-58）、Leeds大学に招聘されました。1961年 Surgery of the anus, rectum, and colonという教科書に内痔核の分類を記載しました[7]。これは脱出度の分類でした。現在ではGoligherの名がつかないほどのスタンダードな分類として認められています。

Ⅰ度	排便時に肛門管内に膨らんでくる程度の痔核
Ⅱ度	排便時に肛門外に脱出するが、排便終了とともに自然に戻る痔核
Ⅲ度	排便時に脱出し、指などで押し込まないと還納不能な痔核
Ⅳ度	常に肛門外に脱出して、完全に還納するのが不可能な痔核

　十数年前でしたら、Goligher分類で手術適応はⅢ度の一部とⅣ度、術式はLigation and excisionと判断していたのですが、治療の選択肢が増えた現在では、主・副痔核の個数、外痔核成分の程度、全周性かどうか等を加味して決める必要があります。Goligherの一番の功績は、Surgery of the anus,

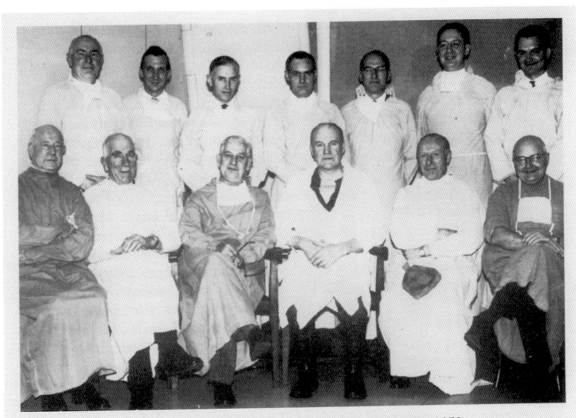

MARKING W B GABRIEL'S FINAL OPERATING LIST, 1958

*Front, left to right: CE Dukes, ETC Milligan, C Naunton Morgan,
W B Gabriel, O V Lloyd-Davies, F T Evans
Back, left to right: H R Thompson, H E Lockhart-Mummery, J C Goligher,
I P Todd, B C Morson, A G Parks, D V Bateman*

図5　Gabriel's final operation（Courtesy of St. Mark's Hospital and Mis Broness Northover） rectum, and colon を1961年から執筆したこととされています。第5版まで重ね、最も素晴らしい教科書と評価を受けました[8]。

1963年米国 James Barron は専用の器具によるゴム輪結紮術を報告しました[9]。19世紀に切除なしの結紮術の評価が定まり、その後はほとんど行われていませんでした。今回形を変えての再登場ということになりました。外来治療で行える手軽さもあり、本邦でもⅡ～Ⅲ度の痔核に用いられています。しかし痛みがないように歯状線ぎりぎりで結紮するには技術を要します[10]。

1975年内痔核の etiology において、大きな進展がありました。これまで考えられていた成因は Hippocrates の時代からの varicose vein theory（静脈瘤説）で、ローマ時代の Glenus、中世イスラムの Avicenna と続き18世紀に Stahl と Morgagni により2000年の時を経て修正を受けました。詳細は第3、4報をご参照ください。

1975年 Hamish Thomson は主著 The nature of hemorrhoids で、解剖学的と放射線学の見地から、3つの成因についての説—Varicose vein theory、Vascular hyperplasia theory（血管過形成説）と自らの Sliding anal lining theory（粘膜上皮滑脱説、支持組織減弱説とも呼ばれます）について論じました[11]。山名らの総説もご参照ください[12]。

まず静脈の鬱滞によるとする Varicose vein theory は、Parks は硬便が原因、Graham-Stewart は硬便だけでなく、いきみも原因としましたが、そもそも門脈と大循環との交通が明らかになり、臨床的にも門脈圧亢進症の大多数が痔核出血を起こすことはないため[13]、異なる病態と考えられました。血管腫様にみえた Vascular hyperplasia theory は、肯定する根拠がありませんでした。

Sliding anal lining theory の緒は、200例の痔核と肛門組織を病理組織に検討し、collagen の断裂と消失を認め、代償的に vein の肥厚を招いたことを示唆した1950年 Gass と Adams の報告[14]にさかのぼります。

Thomson は、肛門の粘膜下組織は一定の厚みをもった組織が連続的に形成されているのではなく非連続的なクッションであり、3つの主要な肛門クッションは時計の3、7、11時に位置するとしました。肥厚した肛門クッション部のそれぞれの粘膜下層は、血管と弾性結合組織、平滑筋線維（後述の Treitz's muscle のことです）からなります。内肛門括約筋あるいは連合縦走筋から伸びるこの平滑筋線維は、粘膜および粘膜下組織をその下の内括約筋へ固定し、粘膜下の血管を支持する重要な役割を果たしていると考えました。そして、この脱出する肛門クッションが痔核そのものであると結論しました。臨床的には、不規則な生活習慣はしばしば硬い巨大な便塊を生じ、排便時に肛門クッションが物理的に肛門管から滑脱させられます。また排便時の怒責も肛門クッションのうっ血を引き起こし、肛門クッションを滑脱させます。こういう滑脱が繰り返されることによって粘膜下の Treitz's muscle は繰り返し引き延ばされ、線維組織は断裂を生じ、一時的あるいは永続的に脱肛となります。図6は Thomson が記載した断面図です[15]。図7は Sliding anal lining theory から、内痔核の重症度別の肛門管の排便時変化と、血栓を形成した状態を示したものです[15]。

Treitz's muscle については、その後次々と諸家が同じものを各自で命名していたため、最初に粘膜

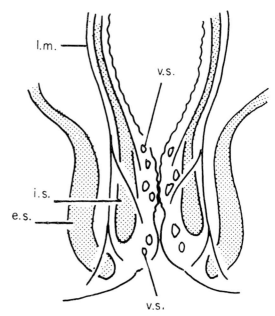

*図6 閉鎖時肛門管の長軸断面図（BMJ の好意による）
anal cushion は輪状に分布する内肛門括約筋（i.s.）と外肛門括約筋（e.s.）の両方からに圧をかけられている。anal cushion の中の多くの静脈の小嚢（v.s.）とそれらの粘膜下支持組織があり、連合縦走筋（l.m.）はそれらを支持するように分布する。

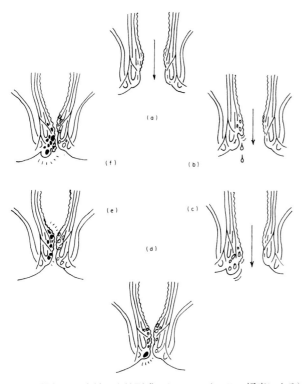

*図7 排便時の痔核と血栓形成のシェーマ（BMJの好意による）
(a) 排便時の肛門管：粘膜下の筋組織（トライツ靱帯）が収縮することでクッションを平坦化し、内肛門括約筋に抗して吊り上げる。(b) Ⅰ度の内痔核：クッションの粘膜部分のみ下降し、出血する。痔核は触知しない。(c) Ⅱ-Ⅲ度の内痔核：すべてのクッションが結合から断裂し、支持組織を失った静脈の小囊は、怒張する。(d) 血栓性外痔核または会陰周囲血栓症。(e) 正常なクッションにできた血栓症。(f) 絞扼性内痔核：クッション自体が脱出。Ⅱ-Ⅲ度の内痔核に血栓が形成されたもの。

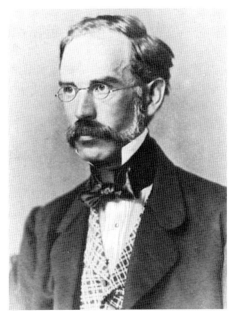

図8 Václav Treitz（1819-1872、Public domain）
チェコの病理解剖学者。1853年に記述した十二指腸の支持組織（筋肉）、トライツ靱帯に名を残す。

下の支持組織の存在を示した Treitz（1819-1872、図8）[16] に敬意を表し、"Treitz's muscle" と Thomson が表記しました[11]。その後 continence については、Gibbons が括約筋、クッションを含む粘膜上皮に加え、静脈に血液がはいっていることでシールされることで保たれると Lancet で報告しました[17]。

Thomson は痔核摘出の際に、支持組織であるクッションも摘除するのは問題であるとクッション温存の重要性を示唆しました。Thomson の説をベースにする外科治療として、本邦ではクッション温存が1989年高野[18]から、元の位置に戻す Anal plastic surgery が2005年石山[19]から報告されました。この Sliding anal lining theory は後の治療法、とくに PPH の大きな理論的根拠になりました。

表に戻り、順に史兆岐と ALTA、モリコーンと HAL/RAR、そして PPH について略述します。

〈史兆岐と ALTA〉

1970年代中国の史兆岐（図9）は巡回診療で遠く離れた農村部に痔の患者が多いことに着目し、簡便な注射治療の開発を目指しました。伝統的漢方薬の理論である「酸は収斂によく、渋は固脱によし（酸可収斂、渋可固脱）」の治療法則に基づき、明礬と五倍子の有効成分を選び、消痔霊注射水溶液を作製しました[20]。また効果的な注射法として、四段階注射法を考案しました（図9）。1979年、消痔霊注射水溶液は中国で認可されました。この消痔霊を改良し、副作用を生じにくくした注射液が ALTA です。ALTA はその主成分である硫酸アルミニウムカリウムとタンニン酸 Aluminum Potassium Sulfate Hydrate・Tannic Acid の略で、ジオン療法とも呼ばれます。硫酸アルミニウムカリウムは収斂作用、止血作用および起炎作用を、タンニン酸は収斂作用による局所の保護および抗炎症作用を有します。収斂作用のあるものの組み合わせで、前者の起こした炎症を後者が鎮めることが作用機序です。

これまでの硬化療法は5％のフェノールアーモン

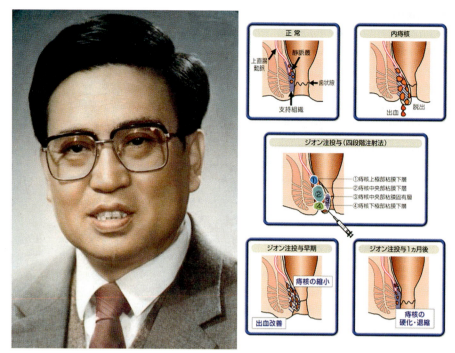

図9 （左）史 兆岐（1935-2001）
（高村寿雄先生の好意による 1990年ごろ撮影）
（右）ALTA 四段階注射法
（三菱ウェルファーマ（現：田辺三菱製薬）提供）

ド油などを痔核に注射し、繊維化させ固めてしまうものでした。数カ月で効果がなくなる場合もあり、根本的な治療法ではありませんでした。硬化療法の歴史については、三枝らの総説をご参照ください[21]。しかし ALTA の局所投与では上直腸動脈分枝の血流は遮断され、さらに炎症からの持続的な線維化が起こることで、痔核を萎縮・消失させます。この時に緩んだ Treitz 靭帯だけでなく、肛門 Cushion も癒着・固定されます。日本においては、2005年厚生労働省から注射液（ジオン）の発売が認可され、講習を受けた医師だけが使用を許されています。臨床試験では、注射後28日目の評価は、脱出の消失は94％、排便時出血の消失は94％、痔核の消失は58％でした。

術後の痛みも結紮切除法に比較して少ないものとされます。再発する可能性としては結紮切除法に比較し少し高いとされていましたが、最近では同等と報告されています[22]。ALTA療法の特色は、日帰り治療ができて、日常生活に支障なく外来通院だけで痔核が根治できる点です。しかし外痔成分が多い症例、アルミニウムが抜けにくいので腎機能障害の症例では慎重な適応の検討が必要とされます。

〈モリコーンと HAL-RAR〉

St. Mark's 病院の元同僚に連絡を取るために検索すると、HAL/RAR（Hemorrhoidal Artery Ligation/ Recto Anal Repair）に携わっていることがわかりました。欧米ではジオンが発売されておらず、フェノールによる硬化療法と並んで HAL/RAR や PPH が盛んに行われています。ほぼすべての HAL/RAR の論文で、引用文献の筆頭は、1995年にモリコーンを発明した守永和正（図10）であることを知りました。モリコーンの構造は、肛門鏡に動脈結紮用窓があり、その検者側に超音波振動子が取り付けられています[23]（図10）。超音波振動子より超音波を照射して、その反射音であるドップラー音を聞きながら上痔核動脈を探し、動脈結紮用窓から強彎針で縛ります。この手技からわかるように、出血が主症状の痔核には著効を示しました。守永の報告では116例中、出血96％、痛み95％、脱出78％に有効でした[24]。合併症は少数に挿入時痛と出血を認めたのみでした。最近では ALTA と併用もされています。海外では2002年ごろから、オーストリア AMI 社の製品（図11）を用いた DGHAL（Doppler guided HAL）が行われ[25]、2005年末からⅢ度Ⅳ度

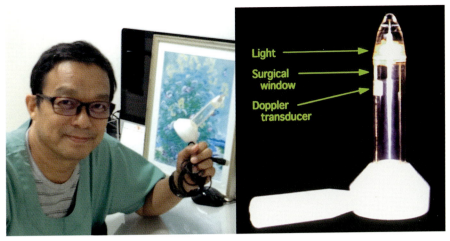

図10 （左）守永和正とモリコーン Moricorn
（右）モリコーンの構造
（守永和正先生の好意による）

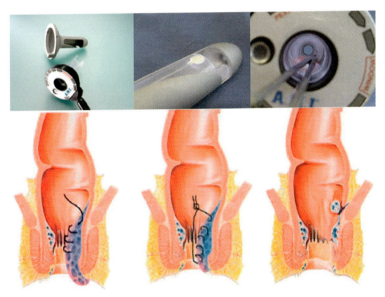

図11 （上）AMI 社製の HAL/RAR 器具
（下）RAR はドップラー下に動脈を目指してずらしながら連続縫合を行い、頭側に吊り上げるようにして縫縮結紮する。（AMI 社提供）

の脱出に対して RAR（図11）が付加されるようになりました[26]。この RAR の手技は2001年 Hussein の Mucopexy の報告が最初です[27]。DGHAL/RAR は minimally invasive で painless なため、動画サイトにも多く投稿されており、満足度が高い治療の1つになっています。ゴム輪結紮術での再発例にも良い適応とされています。

〈PPH（Procedure for Prolapse and Hemorrhoids, Longo Technique）〉

PPH 法というのは1993年、Antonio Longo（図12）によって開発された新しい痔の手術法です[28]。痔核の本態が Thomson の Sliding anal lining theory による脱出であることが反映された治療法だともいえます。従来の手を使って痔を切除する手術（痔核根治手術）と異なり、特殊な専用の機械を使い、機械で切除、縫合を行います（図12）。

最大の特徴は、1）痔核を切除せずに知覚のない口側の直腸粘膜を環状に切除することで、痔核への流入血管を遮断し、肛門の吊り上げ効果も期待する、2）術後の痛みが少なく、外見上創がない点にあります。全周性の脱出する痔核や直腸脱、White-

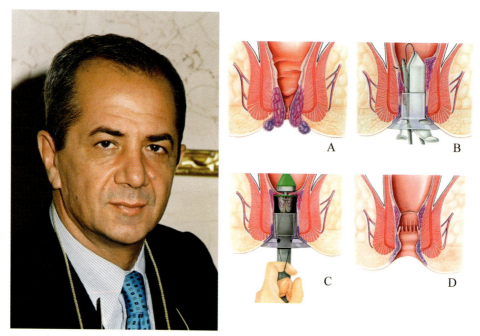

図12 （左）Antonio Longo
（Antonio Longo先生の好意による）
（右）（A）Ⅵ度の脱肛。（B）器具を用いて直腸粘膜に全周性のタバコ縫合を行う。
（C）自動吻合器具を用いて直腸粘膜を全周性に切除縫合を行う。（D）血流は遮断され、吊り上げ効果により脱肛は消失する。（J&J作成のPPHの資料から）

head手術後の肛門にも有効です。肛門括約筋を挟んだり、直腸内で出血することもあるので、高度な技術を要します。また外痔成分が大きい症例や、痔核が胡桃大以上の大きさの症例では慎重な適応の検討が必要とされます[29]。PPHも満足度が高い治療法の1つになっています。

　話は最初に戻ります。第二次大戦後、外科学の領域が格段に広がり、深部内臓の治療が可能となりました。St. Mark's病院においても関心領域が痔核や痔瘻といった体表に近い疾患から、より重大な疾患にまで焦点が広がりました。痔瘻のParks分類、家族性大腸ポリポーシスの発見と登録、炎症性腸疾患とpouch operation、Dukesの大腸癌staging、Morsonと武藤によるadenoma-carcinoma sequence、骨盤底の解剖と機能、放射線診断学、Williamsの内視鏡部門……、とりわけ大腸癌の研究はImperial Cancer Research Fundにも所属し、組織化されました。Mannが1988年にまとめたContributions from St. Mark's Hospital sesquicentenary volume 1935-1985（150周年記念誌）では、痔核、裂肛と肛門管の解剖を合わせて39頁で、占める割合

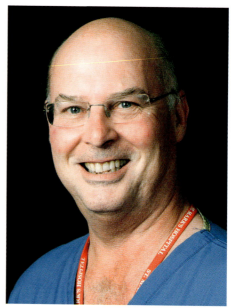

図13　Robin Phillips
（Robin Phillips先生の好意による）
2010年に日本大腸肛門病学会の招待講演のため来日された。

は全体の1割以下になっています[30]。入院患者に占める内痔核患者の割合が1936年は42％だったのが1986年には12％まで減少したのは、内痔核治療がほとんど外来で行われるようになったためです。これ

らはある意味で時代の趨勢と思われます。

最後にSt. Mark's病院の最近20年の内痔核治療における業績を、現在のClinical DirectorであるRobin Phillips先生（**図13**）から教えていただきました。そのまま原文で記載します。

St. Mark's contributions to haemorrhoids over the last 20 years have been as follows:

1）Pioneering day case surgery（diathermy dissection, no dressing, pre-operative laxatives, oral metronidazole for 5 days）;
2）Evaluating open versus closed haemorrhoidectomy and showing them to be equivalent;
3）Evaluating PPH and warning of a risk of urgency and pain that can be quite longstanding afterwards.

Alongside this, we pioneered the use of GTN and diltiazem creams anally.

現在の英国では、Ⅱ度にはrubber band ligation、Ⅲ度には個人的にはopen, diathermy haemorrhoidectomyを行うが、PPHもしくはHAL/RARが広く行われている、ということです。

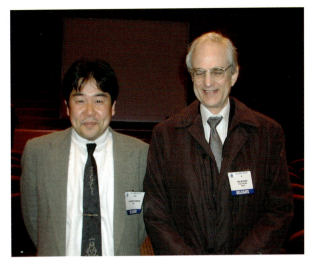

図14　Ian Talbot先生（右）と著者
（2002年BSG発表後撮影）

....

あとがき

3年間、7回にわたったこの総説も今回で終了となりました。

稿を終えるにあたり、総説を執筆する機会を与えていただきました、黒川先生、稲次先生をはじめ臨床肛門病学編集委員の方々に心から感謝申し上げます。また私の質問にいつも明快に答えていただいたSt. Mark's病院のRobin Phillips先生と、快く情報を提供していただいた同Academic InstituteのJanice Ferrariさんに心から感謝申し上げます。

この総説を書き出して気付いたのですが、内痔核治療は、ヒポクラテスの時代にその原型ができていました。そしていかなることにも必然性があることがわかりました。そのため内痔核の歴史を書くにあたり、外科の歴史、医学の歴史、人類の歴史を重ねて構成しました。世界史ばかりで、内痔核の話はどこ？と何度も不安にさせたことをお詫び申し上げます。また人物写真を多く用いたのは、その人物のもつ威厳と風格を示したかったためです。国内、英国St. Mark's病院のみならず、アラブ諸国、インド、米国、ドイツ等十数カ国にメールを送り、快く協力していただいたおかげで完成までたどり着くことができました。読み返してみますと大変感慨深く、私の貴重な財産となりました。

図14は2002年BSGでの発表後、お世話になった病理学教室のIan Talbot先生と撮影したものです。このときの座長がRobin Phillips先生でした。これがご縁となり、帰国後もSt.Mark's病院と行き来することになりました。内痔核治療の変遷と英国St. Mark's病院（Ⅰ）-（Ⅶ）で語り尽くせなかった部分は、後日の宿題とさせていただきます。

参考文献

1）Parks AG: The surgical treatment of haemorrhoids. Br J Surg 43：337-351, 1956.
2）Ferguson JA, Heaton JR: Closed hemorrhoidectomy. Dis Colon Rectum 2：176-179, 1959.
3）Altomare DF, Milito G, Andreoli R, et al.: Ligasure Precise vs. conventional diathermy for Milligan-Morgan hemorrhoidectomy: a prospective, randomized, multicenter trial. Dis Colon Rectum 51：514-519, 2008.
4）Cheetham MJ, Cohen CRG, Kamm MA, et al.: A randomized, controlled trial of diathermy hemorrhoidectomy vs stapled hemorrhoidectomy in an intended day-care setting with longer-term follow-up. Dis Colon Rectum 46：491-497, 2003.
5）Mikuni N, Oya M, Komatsu J, et al.: A prospective randomized comparison between an open hemorrhoidectomy and a semi-closed (semi-open) hemorrhoidectomy. Surg Today 32：40-47, 2002.

6）大腸肛門病懇談会：「St. Mark's Hospital の経験」．日本大腸肛門病会誌　22：33-36, 55, 1970.
7）Goligher JC: Surgery of the Anus Rectum & Colon, 1 st ed, p98-143, Bailliere Tindall & Cassell, London, 1961.
8）Lockhart-Mummery H: Personalities and progress-1935-1985. Contributions from St. Mark's Hospital sesquicentenary volume: 1935-1985 edited by Mann CV, p 7 -13, Edition Nymphenburg, Munch, 1988.
9）Barron J: Office ligation of internal hemorrhoids. Am J Surg　105：563-570, 1963.
10）吉川周作, 稲次直樹, 増田　勉, 他：Ⅲ. 内痔核治療に対するゴム輪結紮術の成績と古典的治療．日本大腸肛門病会誌　63：826-830, 2010.
11）Thomson WH: The nature of haemorrhoid. Br J Surg　62：542-552, 1975.
12）山名哲郎, 大堀晃裕：Ⅱ. 痔核の疫学と成因．日本大腸肛門病会誌　63：819-825, 2010.
13）Bernstein WC: What are hemorrhoids and what is their relationship to the portal venous system? Dis Colon Rectum　26：829-834, 1983.
14）Gass OC, Adams J : Hemorrhoids: Etiology and pathology. Am J Surg　79：40-43, 1950.
15）Thomson H : The anal cushions-a fresh concept in diagnosis. Postgrad Med J　55：403-405, 1979.
16）Treitz W: Ueber einen neuen Muskel am Duodenum des Menschen, über elsatische Sehnen, und einige andere anatomische Verhältnisse. Viertel Jahrsschrift Prak Heilkunde（Prager）37：113-144, 1853.
17）Gibbons CP, Trowbridge EA, Bannister JJ, et al.: Role of anal cushions in maintaining continence. Lancet 327：886-888, 1986.
18）高野正博：肛門上皮・Cushion 温存痔核根治術．日本大腸肛門病会誌　42：1-9, 1989.
19）石山勇司, 樽見　研, 吉田和義, 他：痔核の治療　肛門形成術．消化器外科　28：323-330, 2005.
20）Zhang Y, Liao S, Ma S, et al.: Experimental study of "Xiaozhiling" injection. J Trad Chin Med　1：87-92, 1981.
21）三枝純一, 三枝直人, 三枝純郎：Ⅰ. 痔核治療の歴史的変遷．日本大腸肛門病会誌　63：813-818, 2010.
22）鉢呂芳一, 安部達也, 國本正雄：Ⅵ. エビデンスに基づいた痔核根治術としての ALTA 療法．日本大腸肛門病会誌　63：846-850, 2010.
23）守永和正：内痔核に対する新しい治療法 ―ドップラー血流計を応用した痔核動脈結紮器の開発．臨外　49：1349-1352, 1994.
24）Morinaga K, Hasuda K, Ikeda T : A. Novel therapy for hemorrhoids: Ligation of the hemorrhoidal artery with a newly devised instrument（Moricorn）in conjunction with a Doppler flow meter. Am J Gastroenterol　90：610-613, 1995.
25）Scheyer M, Antonietti E, Rollinger G, et al.: Doppler-guided hemorrhoidal artery ligation. Am J Surg　191：89-93, 2006.
26）Evans CFM, Hyder SA, Middleton SB : Review Modern surgical management of haemorrhoids. Pelviperineology 27：139-142, 2008.
27）Hussein AM : Ligation-anopexy for treatment of advanced hemorrhoidal disease. Dis Colon Rectum　44：1887-1890, 2001.
28）Longo A: Treatment of hemorrhoidal disease by reduction of mucosa and hemorrhoidal prolapse with a circular stapling device: a new procedure. Proceedings of 6 th World Congress of Endoscopic Surgery, Rome, June 3 to 6, 1998. Bologna:Ed. Monduzzi Editore, 777-784, 1998.
29）辻仲康伸, 浜畑幸弘, 松尾恵五：痔核の大きさによる PPH 手術成績の差．日本大腸肛門病会誌　56：804-810, 2003.
30）Thomson JPS : Minor anal condition. Contributions from St. Mark`s Hospital sesquicentenary volume: 1935-1985 edited by Mann CV, p14-54, Edition Nymphenburg, Munch, 1988.

内痔核治療の変遷と英国 St. Mark's 病院（VIII-ドイツ番外編）

石川 博文

奈良県総合医療センター 外科・中央手術部

[REVIEW]
Changes of the internal hemorrhoids treatment and St. Mark's Hospital in London, United Kingdom (VIII-Germany version)

Hirofumi Ishikawa

Department of Surgery・Surgical Center, Nara Prefecture General Medical Center

Key words：Bernard von Langenbeck, Egbert Braatz, Berliner Medizinische Gesellschaft

今回のドイツ番外編に先だち、本編で探していた最後の1人、Hamish Thomson[1]をご紹介します（図1）。

Sliding anal lining theory の提唱者 Hamish Thomson

Thomson は1975年に内痔核の有力な成因である Sliding anal lining theory を提唱しました。彼の説に基づいて最近の治療手技の基礎ができたといっても過言ではありません。ALTA 療法、守永のモリコーンとそこから派生した Hemorrhoidal Artery Ligation/ Recto Anal Repair（HAR/RAR）、Longo の Procedure for Prolapse and Hemorrhoids（PPH）のすべてが、痔核 anal cushion の吊り上げ効果を期待しています。内容の詳細は第7報をご参照ください。現在は完全に引退し、絵画とガーデニングの趣味の日々を送っておられます。St. Mark's 病院にも友人がいるとおっしゃっていました。日本では Thomson の説が内痔核のもっとも有力な説であると信じられており、医学生は講義で習うことになっていることを伝えると喜んでおられました。

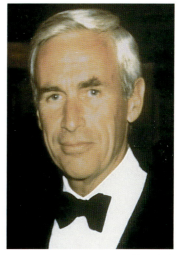

図1 Hamish Thomson（約15年前イングランド王立外科医師会にて撮影、Thomson 先生の好意による）

ドイツ番外編

この総説の執筆がご縁となり、本年7月、ベルリン医学協会 Berliner Medizinische Gesellschaft と独日協会ベルリン Deutsch-Japanische Gesellschaft Berlin からご招待いただき、ドイツ Berlin で Bernard

（連絡先）石川 博文
〒631-0846 奈良市平松1-30-1 奈良県総合医療センター 外科・中央手術部
TEL.0742-46-6001 FAX.0742-46-6011

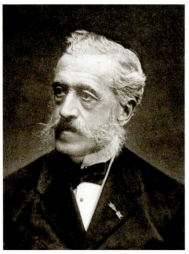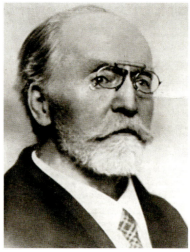

図2　（左）Bernard Rudolph Conrad von Langenbeck（1810-1887）
　　　　　（Wellcome Library, London）
　　　（右）Egbert Braatz（1849-1942）（Wikicommons by Newmann-von Meding）

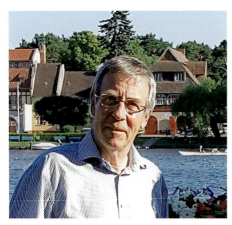

図3　Dr Newmann-von Meding
　　　湖畔のご自宅庭にて撮影

von Langenbeck（1810-1887）と Egbert Braatz（1849-1942）についての講演の誉れを賜りました（図2）。

ご招待いただいた経緯ですが、臨床肛門病学での総説第6報において、Braatz 手術で本邦に名を残している Braatz の写真を初めて紹介することができました。これは現在はロシア領となっている東プロイセンにあった Königsberg 大学の資料を管理している団体や施設にメールを送ったところ、いくつかのステップを経て Newmann-von Meding 先生（図3）の手元に届き、私蔵の写真と文献をお送りいただけたからです。先生はベルリン医学協会の重鎮であり、Braatz とは同郷の Königsberg 出身でした。ドイツでは Braatz は有名な医師ではなかったようで、日本の医学生が約1世紀にわたり講義で習ってきたことを知ると大変驚かれていました。お礼の意味もあり、英訳したものをお届けしたところ両協会からご招待いただくことになった次第です。講演のタイトルは "The importance of internal-hemorrhoid surgery by Bernard von Langenbeck（1810-1887）and Egbert Braatz（1849-1942）on the development of modern colorectal treatment in Japan" で、現在の治療とドイツ人医師のことも述べてほしいという要望がありました。

現在の治療、とくに最近開発された治療方法は前述の Thomson の Sliding anal lining theory がベースにあり、痔核の吊り上げ効果を期待していること、具体的にはモリコーンと HAR/RAR、および PPH について述べました。ドイツで行われていない ALTA 療法については述べませんでした。

今回は講演内容をベースに、1．明治時代のドイツ人外科医について、2．では Langenbeck と Braatz の手術の本邦移入について補足し、3．最後にベルリン医学協会と今回の講演会について略述させていただきます。

1．明治時代のドイツ人外科医

山本周五郎の小説「赤ひげ診療譚」や村上もとか原作の漫画で TV ドラマになった「JIN－仁」でおなじみのように、幕末まで医師といえば漢方医と蘭学（オランダ医学）医のことでした。明治政府が今後の医学の範をどこに求めるかの判断に際し、当時

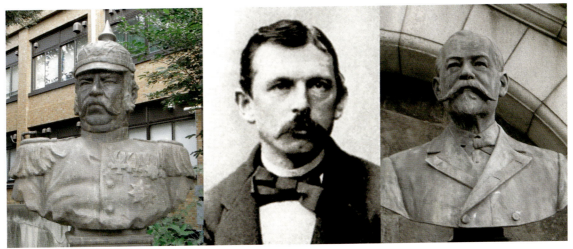

図4 （左）Leopold Müller（1824-1893、在職1871-1875）東京大学構内の胸像 ピッケルハウベが特徴的
　　（中）Wilhelm Schultze（1840-1924、在職1874.11-1881.8）（玄同社の好意による）
　　（右）Julius Scriba（1848-1905、在職1881.7-1901.9）東京大学構内の胸像

の医学校取調御用掛で蘭学医でもあった相良知安（1836-1906）らは、蘭学の源はドイツ医学にあること、ドイツ医学は西洋医学における冠絶たる存在で、その精髄であると主張しました[2]。よって明治2年（1869）、政府はドイツ医学を範とすることを決定しました。普仏戦争後の1871年、初代外科学教授として Leopold Müller（図4左、1824-1893）が、内科学の Theodor Hoffmann（1837-1894）とともに東京大学（当時は大学東校）に招聘されました。Müller は医師として最高位の権力を与えられ、予科3年本科5年等の医学校の制度の確立とドイツ語教育という基礎に尽力しました[3,4]。2代目外科学教授 Wilhelm Schultze（図4中、1840-1924）は誠実な人柄から外科医として尊敬を受けました。彼は本邦に Joseph Lister（1827-1912）に学んだ消毒法を導入しました。また教育においては、講義録が総論 Allgemeine Chirurgie と各論 Spezialle Chirurgie のドイツ語の外科教科書として残っています（後年翻訳版もあり）。

明治時代の文豪森鷗外として知られる森林太郎（1862-1922）は、東京大学医学部を1881年7月に（年を偽り）19歳で卒業しましたので、Schultze の講義を受けています。Langenbeck 手術が誰によって導入されたかを調べる目的で、本年1月東京都文京区の森鷗外記念館を訪れ、森林太郎が所有していたノートと医学書を閲覧させていただきました。そして Schultze の外科各論からその緒を知ることができました。内痔核は最後の章にあり、右の空ページ

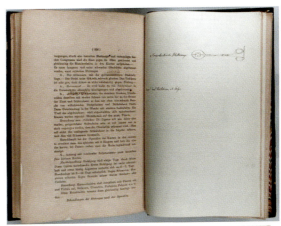
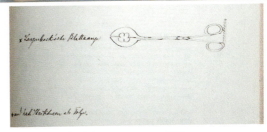

図5　森林太郎所有のシュルツェ各論
　　右頁に Langenbeck 鉗子の書き込みあり（文京区立森鷗外記念館の好意による）。下は拡大図。

に Langenbeck 鉗子の精緻なスケッチが描かれていました（図5）。講義用にスライドやプロジェクターがなかった当時、森林太郎は Schultze の講義中に回ってきた Langenbeck 鉗子を直接手にとってスケッチしたのでしょう。その光景が目に浮かぶようです。

この Schultze の講義録は学内向けでしたので、元本について調べられています。小関は章の構成にはある程度普遍性があることに着目し、外科総論は

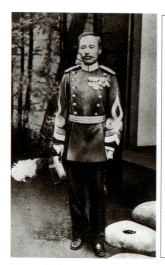

図6 （左）森鷗外（国会図書館 近代日本人の肖像）
（右）隊務日記 1888年4月3日の記事で、右から2行目に爛剣魄骨（Langenbeck）の記載あり（岩波書店の好意による）

Berlin時代の上司であったHeinrich von Bardeleben（1819-1895）の教科書 Lehrbuch der Chirurgie und Operationslehre（初版は1852年）を参考にしたことを示唆しました[5]。外科各論も章の構成からみると、Bardelebenの教科書でも内痔核の章が最終章にあったことから、やはり参考にした可能性が示唆されました。

後年、森鷗外（図6左）はもう一度Langenbeckと接点がありました。プロイセン近衛歩兵第2連隊の軍医としてベルリンに勤務を命じられ、その時の記録は完全な漢文で「隊務日記」として残されています。1888年4月3日の記事に、軍医でもあったLangenbeckが逝去し、その半年後に行われた感謝祭に招待された話が書かれています（図6右、全15行）。感謝祭はベルリンフィルハーモニーホールで行われ、HaydnやMendelssohnの曲が演奏される盛大なものでした。私が興味を引かれたのは、Langenbeckの漢字での表記についてです。これまでの医学書では当て字の「蘭元別吉[6]」でしたが、ここで鷗外は「爛剣魄骨」と表記しました。思わず息をのむような意味の漢字が並んでいます。研ぎすまされた言語感覚をもつ鷗外がLangenbeckをどう思っていたのかが少しわかったような気がしました[7]。すこし話は逸れますが、「Lili Marleen」を作曲したNorbert Schultze（1911-2002）はSchultzeの孫にあたります。

3代目教授Julius Scriba（図4右、1848-1905）は日本一の外科医としての名声のもと、海外（東アジア）からも患者が集まりました。Scribaは豪快磊落な性格であまり著作を残していませんが、彼が指導した弟子たちは後年日本の外科学をリードしました[4]。北海道の高名な外科医となった関場不二彦の

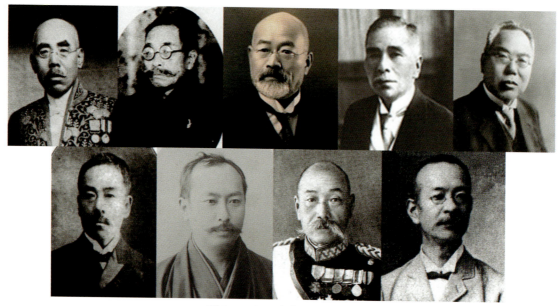

図7 スクリバ「門下十哲」
上段左から、伊藤隼三（京都帝大、1864-1929）、近藤次繁（東京帝大、1866-1944）、関場不二彦（北海道、1865-1939）、土肥慶蔵（東京帝大、1866-1931）、田代義徳（東京帝大、1864-1938）
下段左から、佐藤勤也（名古屋、1864-1920）、高橋金一郎（岡山医専、1866-1919）、鶴田禎次郎（軍医総監、1864-1939）、丸茂文良（東京、1862-1906）の9人。残る小林文泰（文次郎）の情報は得られなかった。

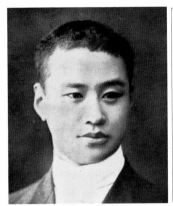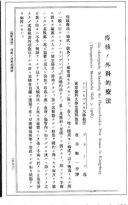

図8 （左）藤浪剛一（1880-1942）（1908年頃、慶応大学放射線科学教室の好意による）
（右）藤浪剛一による翻訳（文献18から）

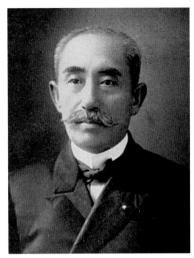

図9 佐藤進（1845-1921）
（Wikicommons）

伝記「北辰のごとく」に登場するスクリバ「門下十哲」はなかでも特に有名です[8]。彼らの人物像は「スクリバ医局日記」にいきいきと描かれています[9]。十人中九人まで写真が得られましたのでこの機会に掲載します（図7）。

1908年にBraatz手術を紹介した藤浪剛一（図8左、1880-1942）はドイツ語が堪能でした。彼は岡山医専でスクリバ「門下十哲」の1人、高橋金一郎（図7[10]）に学んだ後、東京大学皮膚科でもう1人の「門下十哲」、土肥慶蔵（図7）のもとで仕事をした時期に翻訳しました。藤浪剛一はいわばScribaの孫弟子ということになります。このBraatzの論文を自ら選んで翻訳したのか、誰かに翻訳するよう指示されたのかは今となってはわかりません。私にはLangenbeck手術の次の世代の手術となるBraatz手術を、日本に伝えたことがScriba一門の仕事のひとつであったように思えます。Scribaの後任として1887年に佐藤三吉（1857-1943）が4代目外科学教授に就任し、ドイツ医学を継承しました。

このように明治時代の医学の中心は東京大学でした。Müllerが土地を耕して種を蒔き、Schultzeが大切に苗を守り、Scribaが若木にまで育てました[11]。この内痔核という限られた分野においても、Schultzeと森鷗外とLangenbeckに、そしてScribaとBraatzにそれぞれ興味深い関係があったことがわかりました。

2．LangenbeckとBraatzの手術の本邦移入・受容

Langenbeck手術は本邦、ドイツともに確立した名称なのですが、著者ではなかったと第6報で述べました。その後ドイツ語の論文を調べてわかったことですが、1856年のBoysenの論文[12]が最も詳しく、元論文として引用されていたことを報告しておきます。

Langenbeck手術の本邦移入については明確にできませんでしたが、次の3つの可能性がありました。
①佐藤進（図9、1845-1921）がベルリンから学んで持ち帰った。

佐藤進は1869年に渡独し、ベルリン大学で日本人として初めて学位を所得しました。外科のBardeleben とLangenbeck、病理のRudolf Ludwig Karl Virchow（1821-1910）、またVienna（ウィーン）大学でTheodor Billroth（1829-1894）に師事しました。1875年帰国し、Billrothらの教科書を参考に1876年から『外科総論』（全25巻）を、1880年から「外科各論」（全18巻）を著しました。これらが明治の日本医学の発展に資したところははなはだ大きいものがありました[13]。佐藤進は3代目順天堂の同主となりました。ベルリン時代の佐藤進についてはベルリン森鷗外記念館のWondeの詳しい報告があります[14]。またBillrothの生涯については新潟大学堺の詳しい伝記をご参照ください[15]。

②医療器械輸入業者のカタログが、教科書として用いられた（図10）。

明治政府がドイツ医学の導入を決めると、漢方医学から西洋医学への転換が急速に進み、新しい医薬

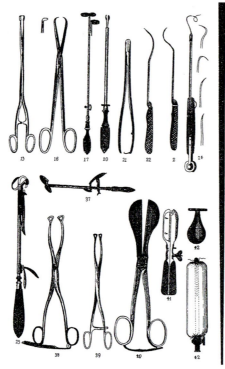
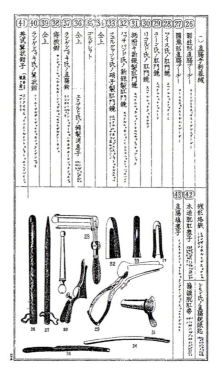

図10 医療器械輸入業者のカタログ（文献17から）
当時カタログは教科書の役目も果たしていた。
左頁下段右から4つ目が40. ランゲンベッキ翼状鉗子。

品や医科器械が医療の現場に次々と現れました。その有望な新市場に最も早く着目したのは、医療界に精通していた薬種商、硝子壜商等でした[16]。輸入と同時に、刀剣師、鉄砲鍛冶、硝子職人などが医療器具製造職人の供給源になり、国産製品の開発に成功しました。東京の鰯屋松本市左衛門は1878年にランゲンベッキ鉗子をカタログに載せています[17]。
③前述の東京大学でのSchultzeの講義。

以上の3つです。

Langenbeckから直接指導を受けた ①佐藤進が最も有力なのですが、出版時期では ②医療器械輸入業者のカタログの方が先でした。しかし輸入する品目については誰かの助言が必要だったはずで、佐藤進が何らかの役割を果たしたように思われますが、あくまで推測の域をでません。③森林太郎以前の東京大学での資料は見つかっていません。いずれにせよ、Langenbeck手術は1880年代前半に導入され、確立された手術として全国に広まりました。手技については第6報をご参照ください。

一方、Braatz手術の本邦移入は明確でした。前述のごとく、Braatz手術は1908年の藤浪剛一の

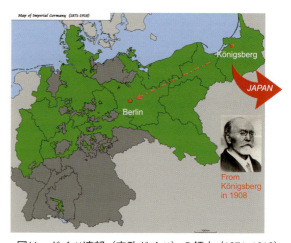

図11 ドイツ連邦（帝政ドイツ）の領土（1871-1918）
緑色はプロシア王国、濃グレーはプロシア王国以外の連邦国を示す。当時の地理的要因から、Braatz手術はBerlinには伝わらず、日本に移入、受容された。Königsbergは現在のロシアKaliningrad。（Wikicommonsに追加）

翻訳論文が最初です（図8右[18]）。BraatzはLangenbeck手術後の出血を防ぐためにこの手技を考え出したと述べています[19]。しかしこの手技を主張したのではなく、外科医は得意の手技があるが、いろいろな手技をマスターして一番良い手技を用いる

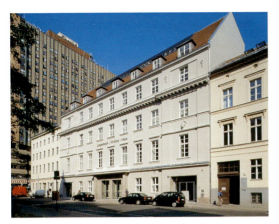

図12 Langenbeck-Virchow Haus Berlin
（Dr Newmann-von Meding 先生の好意による）

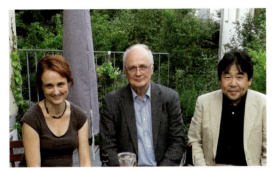

図14 Dresden にある Roots 先生のご令嬢宅で
中央が Ivar Roots 先生、左がご令嬢、右が著者

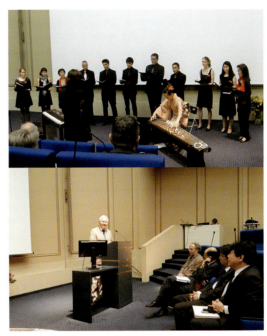

図13 （上）講演前の独日協会ベルリンによる琴と合唱によるセレモニー
（下）講演会　Reinhard Burger 先生の講演
右から著者、同3人目が森千里先生。

のが良いというのがその主張でした。藤浪剛一の翻訳にはこの Braatz の主張は含まれていました。翌年の三輪外科叢書等からは手技のみが広がり、Braatz = Braatz 手術と思われることになりました。図11のごとく、Braatz のいた Königsberg は Berlin の遥か東で、第1次大戦後は地理的要因のため、Braatz 手術は Berlin には伝わりにくかったと思われます。第2次世界大戦後、Königsberg はロシア領 Kaliningrad となりました。その Braatz 手術は、いち早く日本に移入され受容されました。

今回これらの歴史的な事実をドイツと日本が共有することこそが、私が両協会からドイツに招待された目的であり意義でした。

3．ベルリン医学協会と今回の講演会について

いうまでもなく、日本医学の源流はドイツ医学です。ベルリン医学協会は1860年（明治元年は1868年）に設立された最も歴史のある組織です。初代会長は眼科学の Albrecht von Graefe（1828-1870）、2代目は外科学の Langenbeck（図2左）、3代目は病理学の Virchow と続きました。ベルリン医学の殿堂というべき Langenbeck-Virchow Haus は、ベルリン医学協会とドイツ外科学会 Deutsche Gesellschaft für Chirurgie（1872年設立）によって1913年に開設されました。2005年に現在の新館に移転し、今回の会場となりました（図12）。

今回の講演会では、両協会会長および在ドイツ大使館からのご挨拶につづき、講演の前後に独日協会の方々による合唱と琴の演奏がありました（図13上）。滝廉太郎（1879-1903）は Leiptiz で音楽を学びました。滝廉太郎ゆかりのドイツで聞く「荒城の月」の琴の調べは、日本人として心を激しく揺さぶられるものがあったことをご報告させていただきます。森鷗外の曾孫で現在千葉大学医学部の森千里先生も演者の1人でした（図13下）。

最後に印象深かった excursion をおさらいします。
今回は第19代ベルリン医学協会会長である Ivar Roots 先生には大変お世話になりました（図14）。まず Berlin から Dresden まで本場のアウトバーンを堪能させていただきました。途中の光景では風力発電装置が目立ちました。これはドイツが脱原発を選択したためです。Dresden は第2次世界大戦で

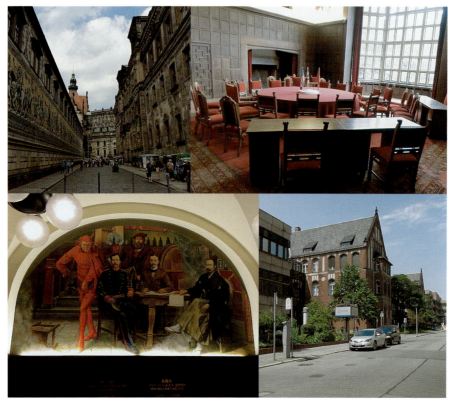

図15 （左上）Dresden：マイセン製のタイルが張られた100mにもわたる城壁「君主の行列」
（左下）Leiptiz：Auerbachs Kellerの森鷗外の壁画：左から　悪魔メフィスト、軍医としての鷗外、2人おいて後年の作家としての鷗外
（右上）Potsdam：ツェツィーリエンホーフ宮殿のポツダム会議が行われた部屋
（右下）Berlin：向かって左にCharite シャリテ病院が広がる

大空襲を受けました。それに耐えたマイセン製のタイルが張られた100mにもわたる城壁（図15左上、君主の行列）は壮観でした。次のLeiptizにはGoetheの「ファウスト」にゆかりのある有名な大地下レストランAuerbachs Kellerがあり、幅3mあまりの森鷗外の壁画が描かれています（図15左下）。改めて森鷗外のドイツとの深い結びつきを認識しました。Berlin郊外のPotsdamはポツダム会談で知られます。世界遺産でもあるSchloss Cecilienhof ツェツィーリエンホーフ宮殿がポツダム会談の会場でした。これまでに経験したことのない歴史の重みを感じる部屋でした（図15右上）。最後に、Langenbeck-Virchow Hausから道をはさんで向かい側に、広大なCharite シャリテ病院が広がります（図15右下）。Chariteとは慈善、隣人愛という意味です。ベルリン市内に4つのキャンパスを持ち、ベッド数は3500床、ヨーロッパ最大級かつ最高峰の大学病院です。日本からも多数外科医が留学していま す。Roots先生はシャリテ病院の臨床薬理学のDirectorを務めておられました。

終わりに

今回はドイツ中心の番外編となりました。この総説の連載がきっかけとなり、日本医学の源流であるドイツBerlinにご招待いただき、医学の殿堂Langenbeck-Virchow Hausでの講演の誉れを賜ることができました。準備には半年以上かかりましたが、講演後の達成感は言い表せないものがありました。ドイツ人の名がついた手術についての、日本人による講演は初めての試みだったようです。日本とドイツが今後も強い絆で結ばれることを期待しています。

謝　辞

今回の番外編の執筆にあたり、資料探索にご協力いただきました大阪大学付属図書館　生命科学図書館、レファレンススタッフ　赤井規晃氏　白石真之氏に心からお礼を申し上げます。また貴重な資料を提供していただいた文京区立森鷗外記念館、東京大学、慶応義塾大学、岡山大学、玄同社出版、高山城高山宿史跡保存会にお礼申し上げます。

最後にBraatz手術について多大なるご教授をいただいた大阪肛門診療所の佐々木巖先生と、執筆の機会を与えていただきました臨床肛門病学編集委員の皆様に心から感謝します。

参考文献

1) Thomson WH：The nature of haemorrhoid. Br J Surg 62：542-552, 1975.
2) 吉村　宏：相良知安．日本医家伝 p199-223, 講談社, 東京, 1971.
3) 石原恵三：ドイツ医学を輸入した経緯．北関東医学 36：221-223, 1986.
4) 吉良枝郎：明治維新の際，日本の医療体制に何がおこったのか―西洋医学選択の道のり―．日東医誌 57：757-767, 2006.
5) 小関恒雄：御雇教師シュルツェの「外科通論」―明治初期教科書使用状況一斑―．日本医史学雑誌 39：41-49, 1982.
6) 足立　寛：痔疾．外科各論 巻6, p542-549, 英蘭堂, 東京, 1882.
7) 何　欣泰：森鷗外の漢文日記に見られる外国人名の表記についての一考察―隊務日記を中心に―．岡山大学大学院文化科学研究紀要 10：57-72, 2000.
8) 秦　温信：2 医者修行　第4章　北への旅立ち．北辰の如く　関場不二彦伝, p99-107, 北海道出版企画センター, 札幌, 2011.
9) スクリバ外科醫局日誌：昔の若い助手／東京帝国大学医学部皮膚科泌尿器科教室戌戌會, 1923.
10) 蓬郷　巖：医専の名物先生　高橋金一郎．岡山の奇人変人 p126-130, 岡山文庫, 岡山, 1981.
11) 酒井シヅ：17．シュルツェとスクリバ―近代外科の紹介者―．宗田　一編, 医学近代化と来日外国人 p101-107, エースアート, 東京, 1988.
12) Boysen F：Ueber die Cauterisation der Hämorrhoidalteleangioectasien mittelst des Glüheisens. Deutsche Klinik 30：306-308, 1856.
13) 緒方知三郎：ウィーン大学外科学教授Billroth先生の名著と佐藤先生の訳本外科通論講義にまつわる麗わしい経緯．市立札幌病院医誌 24：1-5, 1963.
14) Beate W: ベルリンに佐藤進の足跡を求めて 140年後ある頭蓋骨の再発見？ 順天堂医事雑誌 59：120-136, 2013.
15) 堺　哲郎：Theodor Billrothの生涯　略記1．外科 28：1206-1213, 1966.
16) Michel W：Tradition and Innovation-Medical Instruments in Edo and Meiji Japan. In: Proceedings of the 2nd International Symposium on the History of Indigenous Knowledge (ISHIK 2012), pp.61-67, Saga, 2012.
17) 松本市左衛門：直腸手術器械．医療器械図譜 p36-27, 松本市左衛門, 東京, 1878.
18) 藤浪剛一（譯）：痔核ノ外科的療法／ブラーツ述．臨床彙講 24：573-577, 1908.
19) Braatz E：Die Chirurgische Behandlung：der Hämorrhoiden. Therapeutische Monatshefte 22：111-114, 1908.

[REVIEW]

内痔核治療の変遷と英国 St.Mark's 病院
(IX 番外編 Gant-三輪・Thiersch 法)

石川 博文

奈良県総合医療センター 外科・中央手術部

[REVIEW]

Changes of the internal hemorrhoids treatment and St.Mark's Hospital in London, United Kingdom (IX-Gant-Miwa and Thiersch operation for rectal prolapse)

Hirofumi Ishikawa

Department of Surgery・Surgical Center, Nara Prefecture General Medical Center

Key words：Samuel Goodwin Gant、三輪徳定、Gant-三輪・Thiersch 法

Thiersch 法と St.Mark's 病院

直腸脱の経肛門的手術の1つ、Thiersch 法で名を残す Carl Thiersch (図1、1822-1895) は、ドイツの高名な外科医で Leipzig 大学の外科教授でした。1891年 Halle での講演で小児の直腸脱に対する Thiersch 法を述べ、名を残しています[1]。1950年代、St.Mark's 病院の Gabriel (総説 VII をご参照ください) は、直腸脱に対する Rectosigmoidectomy の再発率が高く、anal incontinence を伴ったため[2]、anal incontinence に対する Thiersch 法の効果を再検討し、リバイバルさせました[3-5]。この際に Thiersch 法の原論文が存在しないことが判明し、信頼できる筋からの報告が文献として引用されることになりました[1]。Gabriel は Thiersch 法について明確に記載した3冊の書籍を特に高く評価しました[3]。そのうちの1つ、Carrasco の monograph (図2左) をフランス Bordeaux 郊外の書店から幸運にも入手できました。ここでは2回に分けての

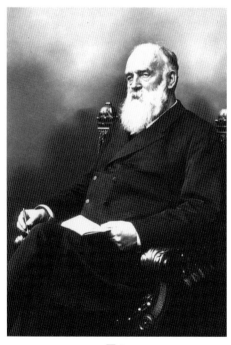

図1
Carl Thiersch (1822-1895) Leipzig 大学の外科教授で、Lister の消毒法を広めた。
(Wikicommons から)

(連絡先) 石川 博文
〒631-0846 奈良市平松1-30-1 奈良県総合医療センター外科・中央手術部
TEL：0742-46-6001 FAX：0742-46-6011

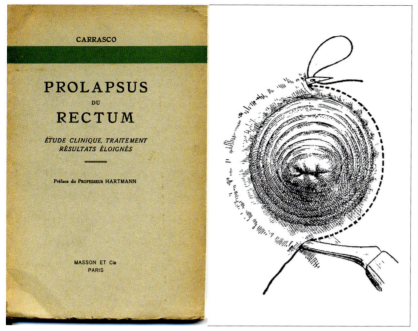

図2
Carrasco の monograph "Prolapsus du Rectum"（1934）
左　表紙　入手困難だったが、届いたのは未裁断の多い落丁本の新本だった。
右　Ombrédanne による、皮下での encircling の手技。銀針を用い、機械的に締めることと炎症による狭窄を期待した。そのため3-4カ月での抜去が想定されていた。この図は1931年の Hartmann の教科書から引用されていた。

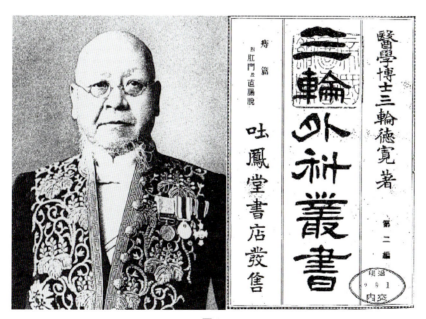

図3
左　三輪徳寛（1859-1933）
　　三輪徳寛は千葉医科大学初代学長で、「獅胆鷹目　行以女手」を教訓として残した。（三輪徳寛先生伝記1938から引用）
右　三輪外科叢書（1909年）（大阪大学附属図書館　生命科学図書館所蔵）

encircling（図2右）の手技が記載されていましたが[6]、3回に分けての手技の報告もあります[7]。St. Mark's 病院では1990年ごろでも Thiersch 法は anal incontinence に対する option の1つでした[8]。本邦にも Thiersch 法は移入され、1909年の三輪外科叢書（図3）にも記載されています[9]。当初は単独で施行されていましたが、現在は後述の Gant―三輪・Thiersch 法として知られています。

番外編　Gant-三輪・Thiersch 法

直腸脱の経肛門的手術、Gant-三輪・Thiersch 法は肛門科以外の一般外科医にも親しまれている手術の1つです。しかし、いざ文献を引用しようとすると、原著が見当たらないことに気づかれている先生方も多いと思います。

今回、「総説（VIII）ドイツ番外編」を執筆するために上京して調べ物をしたことがきっかけで、Gant の原著にたどり着くことができました。

内痔核手術の Milligan-Morgan 法で名を残した Milligan と Morgan は St.Mark's 病院の同僚でした（総説 VI をご参照ください）。直腸脱の Gant-三輪・Thiersch 法ではそうではありませんでした。今回は番外編として、Gant-三輪・Thiersch 法の誕生の経緯について略述させていただきます。直腸脱の発生機序、原因と術式の変遷については St.Mark's 病院で生理機能に取り組んできた味村らの総説[10]をご参照ください。

まず「Gant-三輪法」の「三

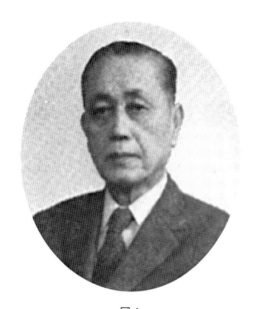

図4
三輪徳定（1896-1980）
（臨床外科学会の好意による）

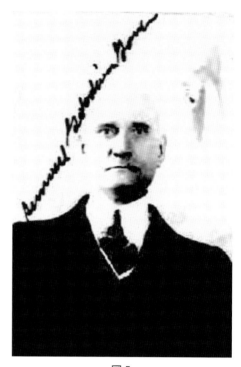

図5
Samuel Goodwin Gant（1869-1944）
(Courtesy of Martha Susan Bryant PhD, a niece of Samuel Goodwin Gant)

輪」は、先の三輪外科叢書の三輪徳寛ではなく、三輪徳寛の次男である「三輪徳定」（図4）のことです。

Gant-三輪法のきっかけについては、1977年2月26日に社会保険中央病院会議室で開催された第66回大腸肛門病懇談会、テーマ「直腸脱」（司会 土屋周二）において、三輪徳定が述べています[11]。
以下、引用します。

「………三輪（徳定、三輪病院）私がいわゆる三輪法に興味を持ちましたのは、40年以上前、大正14年に東大の近藤外科に入り、図書室にありましたGantという人の教科書をみてからです。その本は3部からできていましたが、そのなかの大腸、肛門のところを読み、これだけの領域のものであれば将来ずっとこれを専門に行なってもよいと考えました。また私の亡父三輪徳寛も直腸脱に興味を持ち、注射療法を行ない、明治41年に日本外科学会に発表しております。その方法は腐蝕させる方法ではありません。私は鉄道関係の病院につとめ戦後に開業しましたが、鉄道時代は余り症例がなく、まだこのいわゆるGant－三輪法は100例に達しませんので正規の発表はさしひかえております。Gantの本も父の業績も戦災にあって焼失してしまいました。私はGantの本にヒントを得たのでGant－三輪法としていますが、Gantの原法はしぼり染めのようですがしぼり方が大変に粗く、数も少なくて、あれでは不十分で再発してしまうと思います。注射療法の毒性のつよいものや壊死をおこすものは不適当で、私は60％位の濃いブドウ糖液や5％フェノールアーモンド油などを用い、Thiersch法を加えるのがよいと思います。………」

Gantの教科書を閲覧するため、2015年3月東京大学医学部図書館を訪ねたところ、このGantの3冊の教科書は戦災で散逸してしまったようでした。武藤らも1984年当時推測できていたものの、直接確かめることはできませんでした[12]。しかし、現在はインターネットがあります。年代と著者と構成から該当するのは1923年 Samuel Goodwin GantのDisease of the rectum, anus and colon 全3巻であり、大阪大学附属図書館　生命科学図書館が所蔵していると教えていただきました。今回も同図書館にお世話になりました。

Samuel Goodwin Gant（図5、1869-1944）は米国人でした。米国のProctologyは、St.Mark's病院のWilliam Allingham親子に学んだJoseph McDow-

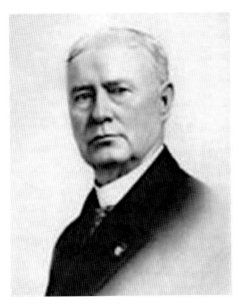

図6
Joseph M Mathews（1847-1928）1878年から英国St. Mark's 病院で修練を積み、帰米後に初代の American Proctologic Society 会長となった。A pioneer in colorectal surgery と呼ばれる。
（Image courtesy of Kornhauser Health Sciences Library Historical Collections, University of Louisville）

ell Mathews（図6、1847-1928）が、1879年に帰米して始まりました。その後の米国でのProctologyの発展はめざましく、世界に覇を唱えるようになりました。Gantはその初期メンバーの1人でした。

第2巻の直腸脱の章に、三輪が1925年に東大で見たと思われる"Author's…"と書かれたイラストがありました（図7）[13]。局所麻酔下にT鉗子で牽引し、絹糸で結紮しています。この図がGant-三輪法の出発点になりました。手技の詳細についてはイラストの説明文をご参照ください。全3巻を通読すると、第1巻の局所麻酔の章にも別のアングルからの同様のイラストがあることがわかりましたので掲載します（図8）[14]。

このGant-三輪法は本邦のみの術式であることはよく知られた事実です。

Gantの手術（以下、Gant法と記します）は欧米ではどうして伝わらなかったのでしょうか。

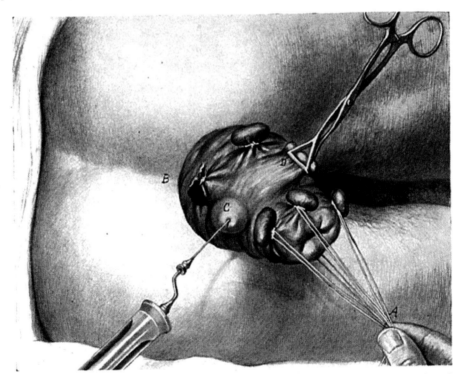

Fig. 392.—Author's local anesthesia ligature operation for procidentia recti and ani: A, Ligatures applied to infiltrated areas of mucosa which are then used as tractors; B, stump left following excision of mucous membrane; C, method of anesthetizing the bowel; D, anesthetized mucosa seized with T-forceps and made ready for ligature and excision.

図7
Gant法　文献13）p39 参照（大阪大学附属図書館　生命科学図書館蔵）

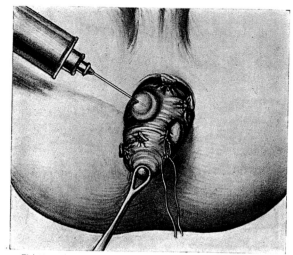

図8
Gant 法（別アングル）　文献14）p113 参照（大阪大学附属図書館　生命科学図書館蔵）

1923年のGantの教科書 Disease of the rectum, anus and colon は全3巻1616ページからから成る大著で、1085もの図が盛り込まれていました。緒言には、大腸肛門領域の歴史、病因と治療をカバーする、完全でかつ実用的な論説を披露することが主な目的であると述べられていました。直腸脱の治療の項目だけで20の図があり、そのうちの7割、14が上図のごとく"Author's method"で占められていました。三輪の見たGant法を含め、これらはあくまで著者のオリジナルな方法であり、わかりやすい図でしたが、その成績は示されていませんでした（対照的に、1961年 Goligherの教科書では、St.Mark's病院での成績が示されていました）。翌1924年に発表された書評には、この教科書は優れた印刷技術で製本されており、イラストも豊富で大変優れている。著者の個人的な術式に親しみたい者には強く推薦する、と評価されていました[15]。

確認のため1923年以降1960年代までの主要な教科書[16]、Yeomans（1929）、Buie（1937）からGoligher（1961）まで目を通しましたが、Gant法を記載したもの、引用したものはありませんでした。そしてGantのこの教科書の改訂版は出版されませんでした。こうした理由から、欧米ではGant法は伝わらなかったのだと思われます。

たまたま第1次と第2次世界大戦の狭間の1925年、東京大学でこの野心的な教科書を手にした三輪は、このGant法に触発され、後年独自の術式Gant-三輪法を完成させることになりました。この運命的な出会いがなければ、本邦でGant-三輪・Thiersch法が普及し現在まで発展していくことはなかったことでしょう。

本国で流行しなかった術式が日本で根づく…何やら内痔核手術のBraatz法と似た展開で、私には大変興味深く思えました（総説VIIIドイツ番外編をご参照ください）。

三輪は1962年に肛門病の治療という書籍[17]を出版しました。肛門脱、直腸脱の治療法として、著者の行っている治療法を以下の3つを紹介しています。

1　肛門輪狭窄法としてThiersch法
2　直腸粘膜縮小法
3　注射療法

2　直腸粘膜縮小法の要点は下記のごとくです。
・絞り染め式粘膜縮小術と称している
・原理はGantの方法による
・肛門直腸脱の全層を肛門外に引き出し、粘膜面を3％マーキュロクロム溶液で消毒する。
・粘膜を縦列にコッヘルで把持し、絹糸で貫通結紮する（10-15カ所）
・粘膜結紮の先端は放置、もしくは切除
・布を糸で縛ったようになるので、著しく縮小し、自然に肛門内に還納する

この2 直腸粘膜縮小法が、Gant-三輪法として親しまれており、最も多く引用されています。Gant-三輪法が普及したのは1960年代である[10]という報告は、この出版の影響からだと思われます。

Gant-三輪法という認識はいつ頃だったのでしょうか。

日本直腸肛門病会誌（日本大腸肛門病学会誌の前身）を通読すると、1956年に「ガント式即ち三輪博士の云はる、…」という記載があり、この時期にGantと三輪が結びついていたことが示唆されました[18]。

さらにGant-三輪・Thiersch法については、1970年代にGant-三輪-Thiersch法の治療成績からThiersch法の併用が再発に有効であると報告さ

463

原　著

48

痔核, 痔瘻, 脱肛の治療私見

札幌鐵道病院外科

醫學博士　三　輪　德　定

痔疾患は職業の如何を問はず非常に多きもので10人集れば其の7,8名は過去に於て或

息的療法が屢々問題となるのである. 姑息的療法としては第一藥劑療法, 第二器械的療法,

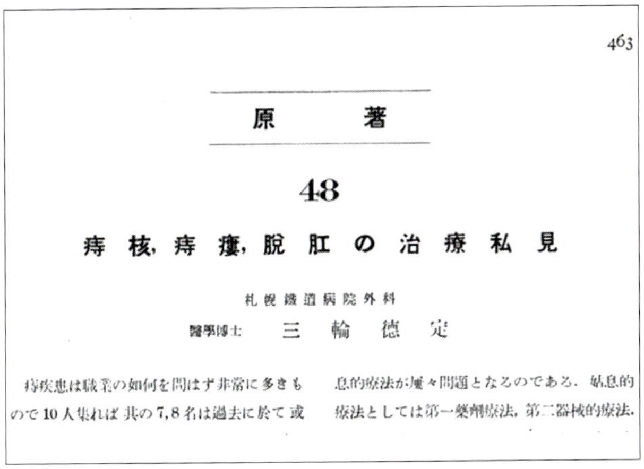

図9

痔核、痔瘻、脱肛の治療私見　文献21）参照
（臨床外科学会の好意による）

れ[19]、広く普及することになりました[12]。

現在ではナイロン糸、テフロン等が応用され用いられていることは周知の事実です[20]。

最後に、誰がいつ頃、Gant−三輪法と古くからあったThiersch法を結びつけたのでしょうか。

あまり知られていませんが、三輪は1938年に「痔核、痔瘻、脱肛の治療私見」という論文を残しています（図9）[21]。ここでの「脱肛」は内痔核を除外した「真の脱肛」という意味で「直腸脱」を意味していました。

もっとも多く用いられている方法はThiersch法であると断ったうえで、2cmごとに6−7条の粘膜結紮を絹糸で貫通結紮する、つまり合計12−21ケで、1962年のGant−三輪法と同様の方法を述べています。つまりこの頃までにGant−三輪法の原型はできていたことが示唆されました。

この1938年はすでに平時ではなく、翌1939年から世界は第2次世界大戦に突入しました（−1945）。if…はないのですが、もしこの時に英文でGant−三輪法を報告していれば、Gantの目に止まっていたかもしれません。

しかし前述のごとく、三輪は自ら編み出したGant−三輪法の成績を報告することはありませんでした[11]。

ですからGant−三輪・Thiersch法で引用する場合、1923年 Gantの教科書、1977年 懇談会でのいきさつ、1962年 肛門病の治療 南山堂、1938年痔核、

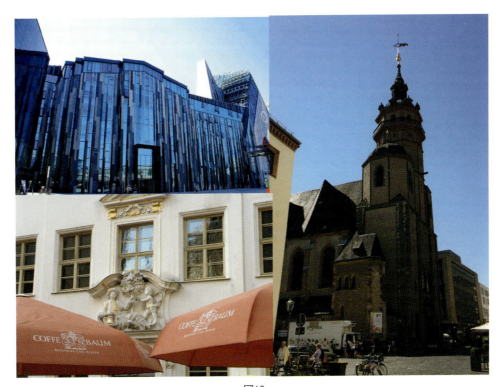

図10

（左上）　Leipzig大学　前衛的なキャンパス
（左下）　ヨーロッパ初のコーヒー専門店コーヒーバウム
（右）　聖ニコライ教会　ここでの1989年10月9日のデモが東西ドイツ統一の出発点となった
“Wir sind das Volk！（我々は主権を持つ国民だ！）”

痔瘻、脱肛の治療私見、1971年直腸脱の成因・治療方針についての考察、等から引用することになると思います。

終わりに

今回はGant-三輪法の原点についてでとどめる予定でしたが、昨年のドイツ講演の際のexcursionで、Leipzig（図10）を訪れたのも何かのご縁に思えましたので、Thiersch法についても略述させていただきました。

執筆の機会を与えていただきました臨床肛門病学編集委員の皆様に心から感謝します。

参考文献

1) Thiersch C : Carl Thiersch 1822-1895. Concerning prolapse of the rectum with special emphasis on the operation by Thiersch. Dis Colon Rectum 31：154-155, 1988.
2) Hughes ES: Rectal Prolapse. Proc Roy Soc Med 42：1005-1016, 1949.
3) Gabriel WB : Thiersch's operation for anal incontinence. Proc Roy Soc Med 41：467-468, 1948.
4) Gabriel WB : Thiersch's operation for anal incontinence and minor degrees of rectal prolapse. Am J Surg 86：583-590, 1953.
5) Gabriel WB : The Thiersch operation for rectal prolapse. Dis Colon Rectum 7：383-385, 1964.
6) Carrasco : Chapitre IV Procédé de Thiersch. PROLAPSUS DU RECTUM-ETUDE CLINIQUE TRAITEMENT RESULTATS ELOIGNES, p59-65, Masson et Cie, Paris, 1934.
7) Ombrédanne L : ChapterIX Rectum 2 Prolapsus rectal. Technique chirurgicale infantile: indications opératoires opérations courantes, p191-194, Masson et Cie, Paris, 1912.
8) Williams JG, Rothenberger DA: Faecal incontinence : an America perspective. Edited by Phillips R and Northover J, Modern Coloproctology-Surgical Grand Rounds from St Mark's Hospital, p140-162, Edward Arnold, London, 1993.
9) 三輪徳寬：肛門及直腸脱．三輪外科叢書，p151-177，吐鳳堂書店，東京，1909.
10) 味村俊樹，福留惟行，小林道也，他：直腸脱の総説―術式の歴史的背景とその選択方法―．日本大腸肛門病会誌 65：827-832, 2012.
11) 第66回大腸肛門病懇談会：直腸脱（司会 土屋周二）．日本大腸肛門病会誌 30：597-603, 1977.
12) 武藤徹一郎，小西文雄，上谷潤二郎，他：直腸脱の手術術式と成績．外科 46：584-589, 1984.
13) Gant SG:Chapter XXXVII Procidentia Ani, Recti, and Sigmoide. Disease of the rectum, anus and colon Vol II p22-57, WB Sanders, Philadelphia and London, 1923.
14) Gant SG: Chapter IV Anesthesia. Disease of the rectum, anus and colon Vol I p97-122, WB Sanders, Philadelphia and London, 1923.
15) Reviews and Notices of Books: Diseases of the rectum, anus, and colon: Including the ileocaecal angle, appendix, colon, sigmoid flexure, rectum, anus, buttocks, and sacrococcygeal region. by samuel goodwin gant, M.D., Ll.D., New York. in three large 8vo volumes, with 1128 illustrations and 10 insets in colour. 1923. London and Philadelphia: W. B. Saunders co. per set, £6 6s. od. net. Br J Surg 11：599-602, 1924.
16) 三枝純郎：直腸肛門外科成書の紹介．日本直腸肛門病会誌 17：51-56, 1962.
17) 三輪徳定：肛門脱（脱肛）および直腸脱の治療法，肛門病の治療，p101-107，南山堂，東京，1962.
18) 坂口 勇：直腸脱治験．日本直腸肛門病会誌 13：4-5, 1956.
19) 土屋周二，島津久明，中野春雄：直腸脱の成因・治療方針についての考察．日本大腸肛門病会誌 24：149-156, 1971.
20) 高橋知子，山名哲郎：直腸脱に対するThiersch法．日本大腸肛門病会誌 65：874-878, 2012.
21) 三輪徳定：痔核，痔瘻，脱肛の治療私見．日本臨床外科会誌 2：463-469, 1938.

索　引

I

序章　英国 St. Mark's 病院について ·· 1
St. Mark's 病院の意義 ··· 1
図1　St. Mark's 病院の創始者 Frederick Salmon ·· 1
Frederick Salmon による St. Mark's 病院開設までのいきさつ ·· 1
徒弟制度　Apprenticeship ··· 2
図2　新旧の St. Mark's 病院 ·· 2
図3　St. Mark's 病院の医師たち ·· 3
図4　有翼のライオン ·· 3
図5　Barber surgeon と農夫 ··· 4
図6　Frederick Salmon の手術 ·· 4
図7　Milligan-Morgan の手術 ·· 5

II

内痔核の治療の歴史　1．古代 ·· 6
図1　Edward Thomas Campbell Milligan ·· 6
内痔核の治療の歴史　古代　エジプト ·· 7
図2　The Ebers Papyrus ·· 7
内痔核の治療の歴史　古代　メソポタミア ·· 7
図3　Sumer の医書 ·· 8
図4　ハンムラビ法典 ·· 8
内痔核の治療の歴史　古代　ギリシャ―ローマ ·· 8
図5　Hippocrates ·· 8
「ヒポクラテス全集」（名著刊行会）　内痔核の治療法 ·· 9
Galenus ·· 9
図6　ポンペイから出土した外科手術器具 ·· 10
図7　Galenus と代表作 Opera のヴェネチア版表紙 ··· 10
図8　Galenus の生理学：三種の生気の源泉とその分布を示す図 ··· 11

III

2．中世 ·· 13
サレルノ養生訓 ·· 13
図1　Rhazes ·· 14
図2　Rhazes の痔核に対する貫通結紮の処置 ··· 14
図3　Cordova の病院で焼灼処置をする Albucasis ··· 15
図4　Albucasis の考案した手術器具の例 ·· 15
Avicenna ··· 15
図5　執筆中の Avicenna ·· 16
図6　Avicenna Canon of Medicine ·· 16
master surgeon" と呼ばれる時代 ·· 17
John of Arderne ·· 17
図7　サレルノでの外科治療 ·· 18
図8　13-14世紀の Master surgeons ·· 18
図9　痔瘻の治療をする John of Arderne ·· 18
図10　John of Arderne の痔瘻の手術 ·· 18
図11　John of Arderne の挿画 ··· 18

IV

3．ルネッサンス～近世 ··· 20
William Ernest Miles と St. Mark's 病院 ··· 20
図1　William Ernest Miles ·· 20
"barber surgeon" の時代 ··· 21
図2　Leonardo da Vinci 自画像 ·· 21
図3　Andreas Vesalius（左）と De humani corporis fabrica　表紙（右） ······························ 22

71

図4	Caspard Bauhin	22

Ambroise Paré ··· 22

図5	Ambroise Paré（左）と 翻訳本 The Workes の表紙（右）	23

Paré の痔核の概念 ··· 23

図6	ソコトラ島の Dragons blood tree（左）とそのパウダー（右）	23
図7	Georg Ernst Stahl	24

アニマと男の月経 ·· 24

図8	Giovanni Battista Morgagni	24

『病気の座とその原因』 ··· 25

V

4．近世〜19世紀の内痔核手術の夜明け ·· 27

図1	St.Mark's Hospital の正面玄関	27
図2	Grand Round での症例検討会	27
図3	（左）Alan Guyatt Parks、（右）Sir Alan Parks Visiting Professor の名が刻まれたボード	28

イングランド王立外科医師会 Royal College of Surgeons of England ··································· 28

図4	1540年 the Company of Barber-Surgeons の許可状をもつイングランド王 Henry VIII	28
図5	伝統と歴史を感じさせる Lincoln's Inn Fields の Royal College of Surgeons of England 本部	29
図6	Hunterian Museum ハンター博物館	29

Lorenz Heister ··· 29

図7	Lorenz Heister（左）/ Jean Louis Petit（右）	29
図8	William Cheselden（左）/ Percivall Pott（中央）/ John Hunter（右）	30
図9	Astley Cooper（左）/ Thomas Copeland（右）	31
図10	Frederick Salmon	31

Stricture ··· 31

図11	William Allingham（左）と Allingham の描いた Salmon の手術（右）	32

VI

5．Salmon から Milligan-Morgan へ ··· 34

手術博物館 ··· 34

図1	1822年当時を再現した手術室	34
図2	調剤室の展示物	35

ロンドン Science Museum　医学の歴史コーナー ·· 35

図3	19世紀後半の石炭酸噴霧下での全身麻酔手術のジオラマ	35
図4	各種の壺 テリアカ（Theriaca）	35
表	内痔核治療にかかわる重要な医学的史実（1836-1937）	36
図5	Joseph Lister	36
図6	Salmon の手技	37

Samuel Goodwin Gant の教科書 ··· 37

図7	Chassaignac（左）と Chassaginac の straight type の Écraseur（右）	37

Walter Whitehead ·· 38

図8	Walter Whitehead（左）と 手技のシェーマ（右）	38
図9	James William Cusack	39
図10	Bernard Rudolf Konrad von Langenbeck（左）と Langenbeck 翼状鉗子（右）	39

Egbert Braatz ··· 40

図11	Egbert Braatz（左）と Braatz の手技（右）	40

クロロホルム（後にジエチルエーテル）による全身麻酔 ··· 40

図12	Arthur Brownlow Mitchell（左）/ John Percy Lockhart-Mummery（右）	41
図13	Milligan と Morgan による肛門管の外科解剖とそれに基づく手術	41

VII

6．内痔核治療の大きな転換　Thomson の Sliding anal lining theory ······························ 44

図1	John Nicholls	44
図2	Alexander Fleming	45

Mucosal suspensory ligament ·· 45

表	内痔核治療にかかわる重要な医学的史実（続）（1937-現在）	45
図3	Parks の submucosal hemorrhoidectomy	46

図 4　Modified closed hemorrhoidectomy············46
図 5　William Gabriel の final operation の記念写真············47
Hamish Thomson の Sliding anal lining theory············48
※図 6　閉鎖時肛門管の長軸断面図（© 2017 The Fellowship of Postgraduate Medicine. All rights reserved. Translated by permission from BMJ Publishing Group Ltd.: Postgraduate Medical Journal 1979;55:403-405. Translated by Hirofumi Ishikawa.)············48
Treitz's muscle············48
※図 7　排便時の痔核と血栓形成のシェーマ（© 2017 The Fellowship of Postgraduate Medicine. All rights reserved. Translated by permission from BMJ Publishing Group Ltd.: Postgraduate Medical Journal 1979;55:403-405. Translated by Hirofumi Ishikawa.)············49
図 8　Václav Treitz············49
史 兆岐と ALTA············49
図 9　史 兆岐（左）と ALTA 四段階注射法（右）············50
モリコーンと HAL-RAR············50
図10　守永和正とモリコーン Moricorn（左）／モリコーンの構造（右）············51
図11　AMI 社製の HAL/RAR 器具（上）と RAR 手技（下）············51
PPH (Procedure for Prolapse and Hemorrhoids, Longo Technique)············51
図12　Antonio Longo（左）と PPH の手技（右）············52
図13　Robin Phillips············52
St. Mark's 病院の最近20年の内痔核治療における業績············53
図14　Ian Talbot 先生（右）と著者············53

VIII

ドイツ番外編············55
Sliding anal lining theory の提唱者　Hamish Thomson············55
図 1　Hamish Thomson············55
図 2　Bernard von Langenbeck（左）／ Egbert Braatz（右）············56
図 3　Dr Newmann-von Meding············56
明治時代のドイツ人外科医············56
図 4　Leopold Müller（左）／ Wilhelm Schultze（中）／ Julius Scriba（右）············57
図 5　森林太郎（森鷗外）所有のシュルツェ各論（Langenbeck 鉗子）············57
図 6　森鷗外（左）と 隊務日記（右）············58
図 7　スクリバ「門下十哲」············58
図 8　藤浪剛一（左）と藤浪剛一による翻訳（右）············59
Langenbeck と Braatz の手術の本邦移入・受容············59
図 9　佐藤進············59
図10　医療器械輸入業者のカタログ············60
図11　ドイツ連邦（帝政ドイツ）の領土（1871-1918)············60
ベルリン医学協会と今回の講演会について············61
図12　Langenbeck-Virchow Haus Berlin············61
図13　講演前の独日協会ベルリンによる琴と合唱によるセレモニー（上）／Reinhard Burger 先生の講演（下）············61
図14　Dresden にある Roots 先生のご令嬢宅で············61
図15　印象深かった excursion：Dresden（左上）／ Leiptiz（左下）／ Potsdam（右上）／ Berlin（右下）············62

IX

番外編　Gant—三輪・Thiersch 法············64
Thiersch 法と St.Mark's 病院············64
図 1　Carl Thiersch············64
図 2　Carrasco の monograph "Prolapsus du Rectum"（1934）············65
図 3　三輪徳寛（左）と三輪外科叢書（1909年）（右）············65
図 4　三輪徳定············66
図 5　Samuel Goodwin Gant············66
図 6　Joseph M Mathews············67
図 7　Gant 法············67
図 8　Gant 法（別アングル）············68
三輪の直腸粘膜縮小法（Gant-三輪法）············68
図 9　痔核、痔瘻、脱肛の治療私見············69
図10　Leipzig（ドイツ講演の excursion)············69

石川博文

1960年11月20日生
1986年3月　奈良県立医科大学卒業
1986年4月　同　第一外科大学院入学（白鳥常男教授）
　　　　　　　胃腸の術後の運動生理　が専門
1990年3月　同　終了　医学博士授与（中野博重教授）
1990年7月　町立吉野病院　外科医員
1991年7月　奈良県立奈良病院　外科医員
1994年7月　奈良県立医科大学第一外科　帰局
　　　　　　　大腸グループに所属
1995年7月　奈良県立医科大学第一外科　助手
1999年1月　奈良県在外研究員として　英国セントマークス病院
　　　　　　　Academic Department of Pathology に留学（Ian Talbot 教授）
2001年1月　奈良県立医科大学第一外科　帰局
2001年7月　奈良県立奈良病院　外科医長
2008年1月　奈良県立奈良病院　中央手術部部長
2015年4月　奈良県総合医療センター　に名称変更
現在に至る

所属学会：日本外科学会専門医・指導医
　　　　　　日本消化器外科学会専門医・指導医
　　　　　　日本消化器内視鏡学会専門医・指導医
　　　　　　日本大腸肛門病学会専門医・指導医・評議員・施設代表
　　　　　　日本がん治療認定医機構認定医・教育医
　　　　　　英国消化器病学会（BSG）International member
　　　　　　英国 St. Mark`s 病院 Research Fellow（1999-2005）
　　　　　　大腸癌研究会施設代表
　　　　　　近畿外科学会評議員
　　　　　　関西ヘルニア研究会世話人
　　　　　　奈良県消化器内視鏡研究会世話人
　　　　　　奈良大腸疾患勉強会世話人・幹事
　　　　　　奈良肛門疾患懇話会世話人　　　　他
賞　：　　2009年　英国消化器病学会（BSG）　外科部門　Best poster 賞
　　　　　　2015年　ベルリン医学協会から講演に対する感謝状
論文数：　2017年3月まで　共著を含めて203編
専門分野：胃切除後の運動機能　幽門輪温存胃切除術
　　　　　　下部進行癌に対する術前放射線化学療法
　　　　　　転移再発大腸癌に対する集学的治療
　　　　　　大腸腹腔鏡下手術
　　　　　　大腸内視鏡 ESD
　　　　　　肛門疾患
　　　　　　鼠径ヘルニア　クーゲル法
趣　　味：旅行（英国、イタリア、九州方面）

内痔核治療の変遷と英国 St. Mark's 病院

平成29年11月1日　発行

著　者　　石川　博文
発行者　　小野ひろ子
印刷所　　亜細亜印刷株式会社
発行所　　有限会社　知人社
　　　　　〒606-8305　京都市左京区吉田河原町14
　　　　　　　　　　　近畿地方発明センタービル
　　　　　電話　(075) 771-1373
　　　　　FAX　(075) 771-1510
　　　　　Email　chijin@chijin.co.jp

Ⓒ2017, Hirofumi Ishikawa, Printed in Japan
ISBN 978-4-924902-17-6